Mohammad Israil Ansari

Podridão vermelha: O cancro da cana-de-açúcar

AF387929

Mohammad Israil Ansari

Podridão vermelha: O cancro da cana-de-açúcar

ScienciaScripts

Imprint

Any brand names and product names mentioned in this book are subject to trademark, brand or patent protection and are trademarks or registered trademarks of their respective holders. The use of brand names, product names, common names, trade names, product descriptions etc. even without a particular marking in this work is in no way to be construed to mean that such names may be regarded as unrestricted in respect of trademark and brand protection legislation and could thus be used by anyone.

Cover image: www.ingimage.com

This book is a translation from the original published under ISBN 978-3-330-34604-8.

Publisher:
Sciencia Scripts
is a trademark of
Dodo Books Indian Ocean Ltd. and OmniScriptum S.R.L publishing group

120 High Road, East Finchley, London, N2 9ED, United Kingdom
Str. Armeneasca 28/1, office 1, Chisinau MD-2012, Republic of Moldova, Europe
Printed at: see last page
ISBN: 978-620-7-33578-7

Copyright © Mohammad Israil Ansari
Copyright © 2024 Dodo Books Indian Ocean Ltd. and OmniScriptum S.R.L publishing group

ÍNDICE

1. INTRODUÇÃO

Sobre a cultura da cana-de-açúcar

A cana-de-açúcar (*Saccharum officinarum*) é uma cultura comercial muito importante cultivada em toda a região tropical e subtropical do mundo. A cana-de-açúcar é importante porque tem a capacidade de armazenar uma maior concentração de cana-de-açúcar no caule. No cenário mundial, a cana-de-açúcar representa quase 66% da produção mundial de açúcar. A cana-de-açúcar é uma espécie de gramínea não ramificada que cresce em touceiras e é utilizada em todo o mundo para a produção de açúcar. É uma gramínea perene que se crê ser originária do Sudeste Asiático tropical e utiliza a via c_4 da fotossíntese, tal como a cultura do milho. O principal produto da cana-de-açúcar é o açúcar, um componente dissacárido que se hidrolisa em dois monossacáridos (glucose e frutose). O açúcar é acumulado nos tecidos parenquimatosos do caule da cana-de-açúcar.

O Saccharum officinarum é uma das seis espécies do género *Saccharum,* que são o *S. barberi, o S. edule, o S. officinarum, o S. robustum, o S. sinense e o S. spontaneum.* A palavra *Saccharum tem* origem na palavra sânscrita *"sarkara",* que se tornou *"sukkar"* em árabe e *"Sakharon"* em grego. Os holandeses chamavam às canas desta espécie, *Saccharum officinarum,* "canas nobres", porque este tipo de cana tem um caule espesso, macio e suculento e era utilizado para servir a indústria açucareira em todo o mundo. Esta variedade de cana-de-açúcar é octaplóide, ou seja, 2n=80, sendo o número básico de cromossomas X=10. No entanto, estas espécies sofreram ataques adversos de vários agentes patogénicos e pragas e, assim, houve uma enorme procura para proteger estas espécies dos ataques regulares das pragas e doenças ou para as substituir por uma nova variedade resistente a doenças ou pragas.

Mais comumente, a distribuição da cana-de-açúcar através do globo está na região de 36.7°Norte a 31.0°Sul do equador, isto é, estendendo-se de zonas Tropicais a Subtropicais com abundante quantidade de água e luz solar. O Brasil é o maior produtor de cana-de-açúcar, seguido pela Índia, China, Tailândia, Paquistão e México (Fig. 1).

A cana-de-açúcar é cultivada em diferentes tipos de solos, desde pastagens altamente férteis, solo negro, solos lateríticos ácidos inférteis, áreas de florestas tropicais. Basicamente, os solos necessários para a produção de cana-de-açúcar têm de ser ricos em fósforo, cálcio e azoto e têm de reter uma boa quantidade de humidade.

Sobre o cancro da cana-de-açúcar

O cancro da cana-de-açúcar, vulgarmente designado por podridão vermelha da cana-de-açúcar, é uma das doenças mais antigas da cana-de-açúcar causada pelo fungo "*Colletotrichum falcatum*". Esta doença causa uma destruição grave de culturas em grande escala, tanto de cana em pé como de cana para semente, em várias partes do mundo. Esta doença é prevalecente em todo o mundo desde há muito tempo e chamou a atenção dos cientistas quando um botânico holandês, o Dr. Went, relatou esta doença em 1893 em Java, uma pequena ilha na Indonésia, onde era chamada "root snot" ou "red smut". Went visitou Java para investigar a causa e a cura desta grave doença que estava a ameaçar a indústria açucareira na década de 1880. Estudou esta doença e descreveu um fungo chamado *Colletotrichum falcatum.*

A podridão vermelha causada por *Colletotrichum falcatum* é uma das doenças mais devastadoras da cana-de-açúcar, ocorrendo na maioria dos países produtores de cana. Muitos países sofreram epidemias graves de podridão vermelha no passado. A podridão vermelha causa deterioração das sementes de cana e restolho, morte de caules individuais ou plantas. Redução do teor de sacarose e da qualidade do sumo (Abbott, 1938, Edgerton, 1955). As perdas devidas a esta doença foram substanciais na Austrália durante 1925-1927, quando a popular variedade C0 290 sucumbiu a esta doença e foi descartada (Huges, 1953, Egan, 1969). No Havai, a variedade H38-2915, na Maurícia a M134/32 e na Birmânia a cv Co 419, popular há 30 anos, sofreram um grande retrocesso devido a uma epidemia de podridão cinzenta (Thung, 1970, Wiche, 1944).

Esta doença foi observada pela primeira vez na Índia por Barber (1901) no delta do Godavari, em Andhra Pradesh. Butler (1906) efectuou estudos exaustivos sobre a doença na Índia, nomeadamente sobre o organismo causal e a sua epidemiologia, e cunhou o termo "podridão vermelha", que tem sido globalmente aceite.

Na Índia, a podridão vermelha ocorre numa ou noutra parte do país todos os anos, resultando em rendimentos mais baixos de cana-de-açúcar (Padwick, 1942, Chona, 1961, Chona 1980). A faixa subtropical da Índia é mais propensa à doença da podridão vermelha. As epidemias mais graves foram observadas no leste de Uttar Pradesh e na parte norte de Bihar, na Índia. Desde 1938, resultando na devastação completa de muitos canaviais de variedades predominantes de cana-de-açúcar. A variabilidade do agente patogénico, *Colletotrichum falcatum,* foi demonstrada por vários trabalhadores (Singh e Lal 1996, Edgerton e Moreland 1920, Abbott 1935, Alexander *et al.,* 1979, Khirbat *et al.,* 1980, Beniwal *et al.,* 1989, Alvi *et al.*, 2008, Saksena *et al.*, 2013). A variação entre isolados através de testes serológicos foi registada por Alexander e Joshi 1995). Embora estes testes constituam uma prova indireta para estudos de variação, permitem compreender melhor o carácter genético da complexa flora racial do patogéneo da podridão vermelha.

Os danos causados por esta doença dependem das condições climáticas, da gestão das culturas e da resposta varietal às estirpes predominantes do agente patogénico (Singh e Singh 1989). A podridão vermelha causa uma redução drástica na concentração de sacarose (Went 1893, Kar e Verma 1962, Sandhu *et al.*, 1969, Abbott 1938). Uma invertase muito ativa foi observada no tapete de micélio de *Colletotrichum falcatum* (Madan *et al.*, 1992). Esta invertase da podridão vermelha da cana-de-açúcar transforma a sacarose em glucose e frutose que é utilizada pelo fungo e não será cristalizada nas fábricas de açúcar (Ansari *et al.*, 2013).

Até agora, apenas a utilização de variedades resistentes é considerada como um dos meios tradicionais e económicos de gestão da doença, apesar da importância de uma doença tão mortal. Foram feitas várias tentativas para controlar a doença, mas todas em vão; a utilização de variedades moderadamente resistentes foi considerada um meio económico e viável para proporcionar resistência temporária. Faltam esforços para conferir resistência a nível bioquímico e molecular.

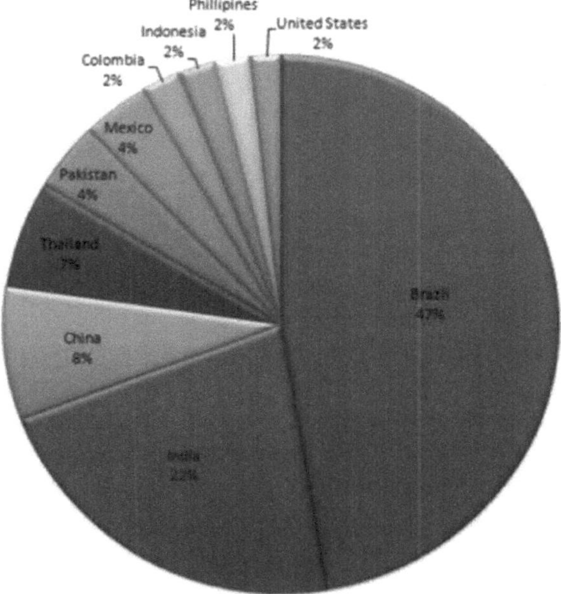

Fig. 1. Mostrando a produção de cana-de-açúcar nos países produtores de cana

2. SINTOMATOLOGIA

O cancro da cana-de-açúcar é reconhecido principalmente como uma doença dos caules em pé e das sementes ou estacas plantadas. Pode afetar qualquer uma das partes vegetativas da planta da cana-de-açúcar. Uma vez que esta doença apareça, estragará a colheita e, consequentemente, afectará as fábricas de açúcar e a produção de açúcar.

Sintomas no caule

Na fase inicial, os caules afectados pelo cancro da cana de açúcar exibem pouca indicação externa da doença, exceto que alguns caules verdes mostram frequentemente uma descoloração arroxeada na casca (Fig. 2). A doença é facilmente detectada durante a estação chuvosa ou no período seguinte, principalmente na terceira e/ou quarta folha que murcha na ponta e ao longo da margem ou na folha inteira. Em casos severos, a coroa inteira seca em oito a doze dias em variedades suscetíveis de cana de açúcar. Os sintomas típicos da podridão vermelha são observados nos entrenós do talo, cortando-o longitudinalmente. Esses sintomas incluem a cor avermelhada com manchas brancas nos colmos da cana-de-açúcar (Fig. 3)

A taxa e a extensão da propagação da infeção no interior do caule dependem da suscetibilidade da variedade de cana-de-açúcar e do ambiente. Os sintomas de diagnóstico só podem ser observados através da divisão longitudinal do caule. Os tecidos afectados desenvolvem rapidamente um carácter ligeiramente ácido, com um odor a amido, e tornam-se vermelhos, interrompidos por manchas esbranquiçadas ocasionais. Estas manchas variam em tamanho e número e, por vezes, são tão numerosas que dão aos tecidos um aspeto mosqueado. São menos visíveis nas variedades resistentes do que nas variedades susceptíveis. medida que o agente patogénico prolifera no entrenó, os tecidos do nó também mudam de cor, passando do branco normal para o castanho avermelhado. Observa-se geralmente que nas variedades resistentes apenas os feixes vasculares da parte média dos nós são destruídos, enquanto nas variedades susceptíveis todos os tecidos nodais são destruídos. Em geral, as variedades com uma infeção nodal limitada são consideradas resistentes. O agente patogénico sobrevive durante um período mais longo nos tecidos nodais do que nos tecidos internodais (Edgerton, 1959).

Quando o patógeno está na fase final, a casca encolhe longitudinalmente e contém corpos de frutificação do patógeno da podridão vermelha. Foi observado abundantemente acerveli com massas de esporos cor-de-rosa no nó de várias variedades de cana de açúcar. Nas variedades resistentes, apenas a parte vascular da porção média do nó é totalmente destruída, mas nas variedades susceptíveis, os tecidos nodais completos são destruídos. A variedade que é muito suscetível a leis negras são desenvolvidas tanto na parte nodal como intermodal da cana de açúcar devido ao desenvolvimento de hifas negras abundantes pelo agente patogénico da podridão vermelha. Em áreas endémicas, este agente patogénico é frequentemente encontrado em associação com outro parasita facultativo, e quando estes dois agentes patogénicos ocorrem em conjunto, a cor dos tecidos do caule da doença torna-se vermelho-púrpura. A presença de *F. moniliforme* geralmente acentua os danos causados pelo patógeno da podridão vermelha (Srinivasan e Lakshmi,1961).

Sintomas nas folhas

O cancro da cana-de-açúcar, quando ocorre nas folhas, o agente patogénico produz lesões alongadas nas nervuras centrais, manchas avermelhadas na bainha da folha e, ocasionalmente, pequenas manchas vermelhas em quase todas as variedades de cana-de-açúcar, tornando-se proeminente durante a estação das chuvas. Aparece primeiro como uma mancha vermelha minúscula na superfície superior da nervura central e se estende rapidamente em ambas as direções ao longo do comprimento da nervura central (Fig. 4). Estas lesões ocupam todo o comprimento da nervura central. Estas manchas vermelhas brilhantes tornam-se mais tarde cor de palha no centro com margens castanho-avermelhadas escuras e ocupam inúmeros acérvulos pretos.

Pequenas manchas castanhas avermelhadas são frequentemente observadas na superfície superior da lâmina, particularmente confinadas perto da ponta ou da porção da margem (Edgerton, 1958, Imtiaj *et al.*, 2007). Estas manchas são lineares e variam de 2 a 3 mm de comprimento e a largura é de cerca de 0,5 mm. A abundância de manchas na lâmina confere-lhe um aspeto ferrugíneo. Raramente ocorrem algumas destas manchas na nervura central. Os acérvulos são produzidos sobre a mancha quando a folha seca. Este agente patogénico depende da variedade de cana-de-açúcar, da virulência da doença e das condições ambientais. Uma nova colheita de lesões laminares pode desenvolver-se em 3-6 dias numa variedade de cana-de-açúcar suscetível. Nas leis da nervura média, estas são formadas em todas as variedades de cana-de-açúcar que podem ser resistentes ou susceptíveis. A infeção na nervura média pode ser observada no mês imediatamente antes da estação chuvosa (junho) em diante, mas elas se tornam proeminentes na estação chuvosa (Sandhu *et al.*, 1974). Estas lesões começam normalmente como uma pequena mancha vermelha na camada superior da nervura central. O tamanho da lesão varia de 3-9 cm por folha em diferentes variedades (Rafay e Singh 1957). Por vezes, toda a nervura central é infetada por este agente patogénico. Inicialmente, as manchas são vermelhas mas, mais tarde, tornam-se castanhas escuras no centro com margens castanhas avermelhadas escuras. Na estação das chuvas, desenvolve-se um número de acérvulos pretos na parte castanha escura.

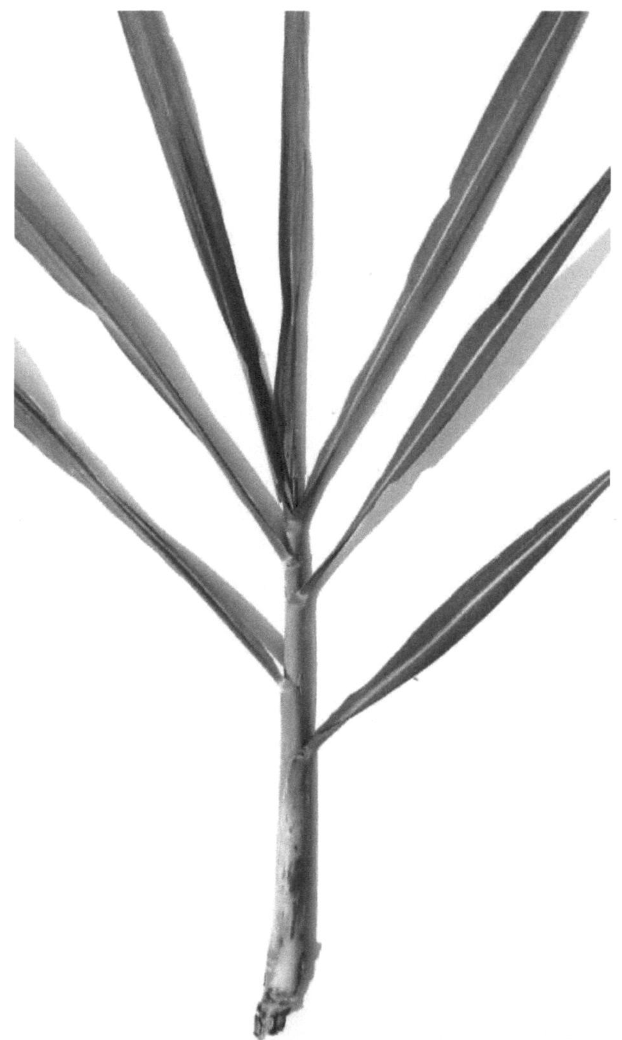

Fig. 2. Os sintomas da podridão vermelha progridem da base do caule para a folha. Os sintomas aparecem tanto no caule como na folha.

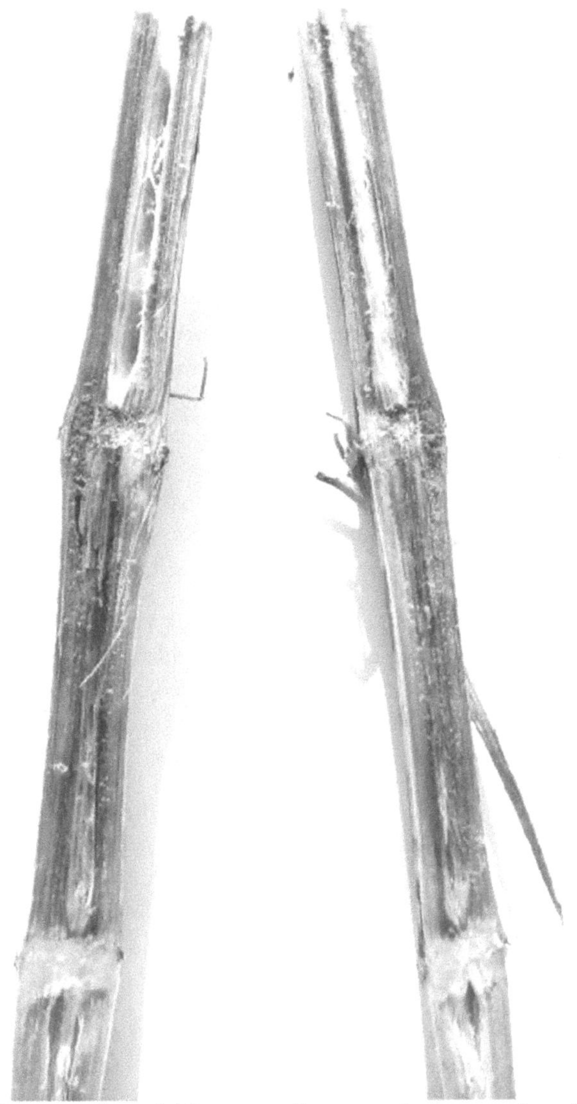

Fig. 3. Sintomas internos da podridão vermelha no caule da cana de açúcar mostrando danos no nó e no entrenó da cana de açúcar com manchas brancas e castanhas e cavidades grandes.

3. ORGANISMO CAUSAL

O cancro da cana-de-açúcar é causado pelo *Collentotrichum falcatum*, que pertence à família Melanconiaceae, à ordem Melanconiales e à classe Deuteromycetes. O micélio do fungo do tecido hospedeiro é maioritariamente intracelular e cresce principalmente no tecido parenquimatoso da medula da cana-de-açúcar. O patógeno da podridão vermelha (*C. falcatum*) é fino, ramificado, hialino, septado e contém gotículas de óleo. Os fungos acumulam-se sob a epiderme para formar um estroma de células bem compactadas. Numerosas cerdas negras desenvolvem-se no interior e à volta do estroma e são longas, separadas e algo bulbosas na base. As sedas conferem uma cor negra acastanhada aos arcervulados. Todas as estirpes de *C. falcatum* não produzem cerdas. Edgerton referiu que a ponta da seta, quando hialina, é capaz de produzir conídios típicos. Os conídios são produzidos em conidióforos curtos, muito compactados no interior do acérvulo. Os conídios falcados ou em forma de foice contêm glóbulos de óleo no meio. Os conídios desenvolvem-se numa massa mucilaginosa de cor rosa, solúvel em água e, quando produzidos rapidamente, a parte superior do acérvulo fica coberta por uma gotícula brilhante.

Os conídios são produzidos em acérvulos, mas por vezes também são produzidos diretamente no micélio no meio de cultura da podridão vermelha ou em colmos de cana-de-açúcar infectados, particularmente quando colocados numa câmara húmida. Algumas estirpes de *C. falcatum* são de natureza monilícea, uma vez que produzem os seus conídios infinitamente a partir de hifas vegetativas.

Por vezes, são também produzidos outros tipos de conídios em vários meios de cultura ou em colmos de cana-de-açúcar partidos. São relativamente mais pequenos do que os conídios típicos, longos e estreitos, rectos ou fusóides e ocorrem abundantemente perto do suporte vascular. Estes foram referidos como conídios atípicos. Quando gerados, produzem colónias típicas de *C. falcatum* em cultura e dão o sintoma de diagnóstico do agente patogénico da podridão vermelha em colmos inoculados de cana-de-açúcar.

Muitas estirpes do organismo da podridão vermelha são culturas antigas e os caules doentes da podridão vermelha produzem estruturas redondas de parede dupla, denominadas clamidósporos. Estes agentes patogénicos permanecem dormentes no solo durante diferentes períodos de tempo. Os clamidósporos são produzidos em regiões que apresentam lise do micélio. Algumas estirpes de *C. falcatum* também produzem corpos estromáticos negros em meios de cultura. Chona *et al.,* (1961) referiu que um isolado de cor escura, menos esporulante do fungo, produzia numerosos estromas na borda das lâminas.

O C. falcatum é um parasita facultativo, que está sempre a sofrer mutações na natureza e, consequentemente, são produzidas novas estirpes do agente patogénico. Edgerton e Moreland (1920) sugeriram que a diferença nas estirpes era talvez responsável pelos resultados divergentes comunicados relativamente ao modo de infeção nas plantas jovens criadas a partir de sementes doentes na Índia e nos Estados Unidos. Inicialmente, foram reconhecidas duas estirpes distintas de *C. falcatum*, principalmente do tipo escuro e do tipo claro (Abbott,1935; Mudkur,1946). A longo prazo, as colecções de estirpes ao longo de vários anos indicaram o aparecimento de várias novas estirpes com diferenças fisiológicas acentuadas, avaliadas pela sua virulência em diferentes cultivadores (Rafay, 1953; Kirtikar, 1961).

Transmissão do agente patogénico

Este é um passo importante para a propagação da doença da podridão vermelha. A transmissão do agente patogénico *C. falcatum* ocorre através do vento, da chuva, de orvalho intenso e da água de irrigação e sobre ou nas canas das sementes (Abbott e Hughes, 1961). Os conídios podem ser facilmente disseminados pela água, sendo o método mais importante a chuva ou o orvalho intenso que lava os conídios da lesão da nervura central para se alojarem à volta do nó, atrás da bainha da folha Fig. 4. A dispersão pelo vento parece mais difícil devido à natureza mucilaginosa da massa de esporos. No entanto, a ocorrência da doença durante períodos secos e a infeção dos nós superiores e da nervura central jovem indicam que a infeção pelo vento é pouco frequente. A infeção pelo vento pode ser a matriz mucilaginosa e seca de conidiósporos (Singh *et al.*, 1983), como foi demonstrado para o patógeno do milho *C. graminicola,* intimamente relacionado (Nicholson e Moraes, 1980) ou a produção de ascósporos em peritécios em folhas velhas e secas (Wang e Tasi, 1950; Sanchez-Navarrete e Forbes, 1965).

Modo de infeção pelo agente patogénico

O agente patogénico do cancro da cana-de-açúcar pode penetrar diretamente na superfície do hospedeiro ou entrar através de feridas e feixes vasculares para infetar a planta da cana-de-açúcar. Os tubos germinativos dos conídios ou os fios de infeção dos apressórios penetram nos tecidos das escamas dos gomos (Steib e Chitton, 1951). Apressórios abundantes se desenvolvem quando o inóculo é introduzido entre o caule e a bainha da folha de uma planta jovem em crescimento. Estes fios de infeção dos apressórios penetram na epiderme e enviam hifas para o tecido interior. Após 3-4 dias, desenvolve-se uma lesão na bainha da folha. A infeção também ocorre no caule, mas permanece superficial (Edgerton, 1958; Atkinson e Edgerton, 1937). A penetração através do anel de crescimento primordial da raiz e da cicatriz foliar foi demonstrada por vários trabalhadores (Butler e Khan, 1913; Abbott, 1938; Srinivasan e Alexander,

1964; Chona e Bajab1953; Steib, 1949, Singh *et al.*, 1977). O micélio estabelecido nas escamas dos gomos e na estrutura nodal pode permanecer quiescente até que as sementes sejam plantadas ou causar a podridão do caule em condições favoráveis. Normalmente, a infeção nodal que ocorre no início da estação de cultivo causa a podridão do caule.

A infeção do agente patogénico por feridas pode ser devida a lesões mecânicas, danos causados por insectos, fissuras de crescimento, desprendimento de folhas dos nós, ou seja, cicatriz foliar, etc. O agente patogénico da podridão vermelha pode penetrar no tecido do hospedeiro através de uma destas vias. As fissuras de crescimento também abrem caminho para que *o C. falcatum* se estabeleça no caule. A cicatriz da folha é o local mais vulnerável para o agente patogénico da podridão vermelha infetar. Quando as condições de crescimento do rebento ou do rebento jovem não são favoráveis, o micélio penetra e destrói os tecidos nodais. Quando os esporos de *C. falcatum* são inoculados no caule por punção, utilizando o método de inoculação por tampão (Chona, 1954), os feixes fibrovasculares são feridos e os esporos têm acesso aos canais. Enquanto migram nos feixes fibrovasculares, os esporos germinam e penetram nas paredes dos ductos e nas células adjacentes. O micélio, no entanto, não se desenvolve nos ductos. Também na infeção foliar, os conídios entram nos canais através da parte lesionada, migram nos feixes vasculares e germinam para produzir lesões ao longo da nervura central. Na infeção natural, os esporos não estão normalmente presentes nos feixes fibrovasculares. Quando o agente patogénico entra na cana-de-açúcar, multiplica-se em condições favoráveis.

Com a entrada do agente patogénico da podridão vermelha no hospedeiro, o micélio de *C. falcatum* avança intracelularmente em forma de leque. As células invadidas não ficam imediatamente cheias de micélio. As hifas que avançam passam de célula para célula nos tecidos parenquimatosos. A extensão dos danos causados pelo agente patogénico e a reação defensiva do hospedeiro dependem das condições ambientais e da resistência do hospedeiro. Nas variedades moderadamente susceptíveis, o conteúdo protoplasmático da célula que se encontra à frente das hifas invasoras muda de cor e um material vermelho-escuro gomoso escorre para os espaços intracelulares. Os vasos traqueais ficam ocluídos com a deposição de goma e a parede celular fica avermelhada. A formação de goma é letal para as hifas e o fungo é impedido de atacar o parênquima. O micélio torna-se inativo e desintegra-se. Nas variedades susceptíveis, o fungo impede a formação de goma ou o hospedeiro não a produz. A parte central da lesão permanece ou torna-se pálida ou esbranquiçada. Por esta razão, nas variedades susceptíveis, encontra-se geralmente um centro branco rodeado por uma zona vermelha. O isolamento de manchas brancas proeminentes produziu *C. falcatum* (Srinivasan e Bhat, 1961). Nas variedades resistentes, a resposta das células hospedeiras é rápida e, no ponto de invasão, as células tornam-se vermelhas. O tamanho da lesão aumenta muito lentamente e permanece restrito.

Em resposta a condições de stress, por exemplo, seca, salinidade, poluição atmosférica, sabe-se que a L-prolina se acumula em muitas plantas e desempenha um papel fundamental na satisfação das necessidades energéticas. Sinha *et al.*, (1984) observaram que a infeção por *C. falcatum* induziu uma acumulação abundante de L-prolina nos entrenós e nos gomos nodais. Também na infeção foliar, a L-prolina acumulou-se na nervura central e na lâmina (Bhansali *et al.*, 1983).

Sobrevivência do agente patogénico

O patógeno da podridão vermelha é um parasita facultativo e pode crescer em restos de cultura e matéria orgânica. Em áreas onde a cana-de-açúcar ocupou o campo durante todo o ano, o patógeno continua a sobreviver no hospedeiro. Mas, onde há um intervalo considerável entre a colheita e o plantio da cana, *C. falcatum* sobrevive no solo por vários meios. Dustur (1946) relatou sua sobrevivência até 6 meses em terras em pousio. Chona e Nariani (1952) descobriram que em solo natural ou em solo com estrume o fungo sobreviveu apenas durante 3 a 4 meses. Singh *et al.* (1977) observaram que, no inverno e no outono, *C. falcatum* sobreviveu no solo durante 63 e 34 dias, respetivamente. A estrutura de repouso do agente patogénico, nomeadamente apressórios, clamidósporos, hifas de paredes espessas e setas, desempenha um papel vital na sua sobrevivência. Quando estas condições são favoráveis, o agente patogénico torna-se ativo.

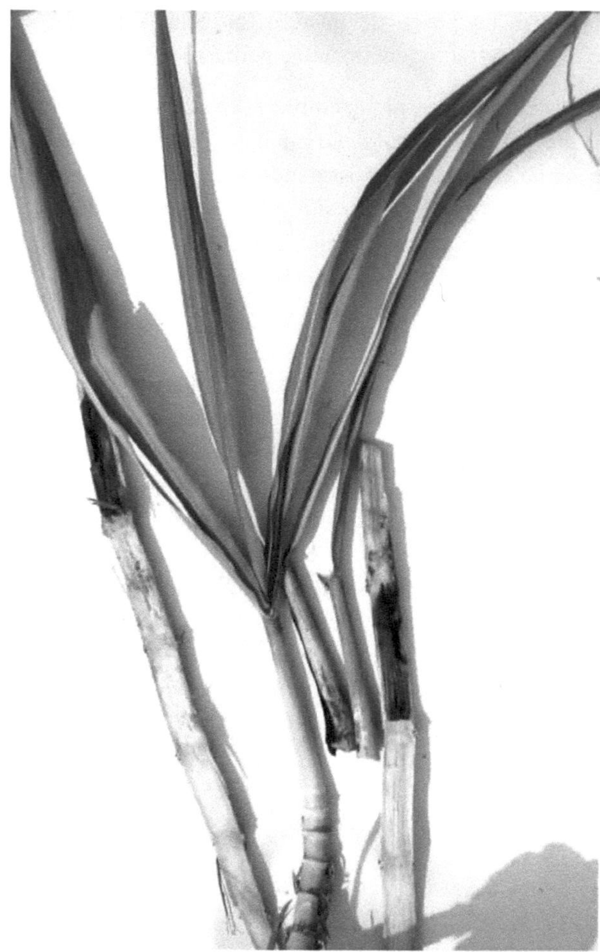

Fig. 4. Infeção foliar por podridão vermelha cobrindo a região da nervura média, desenhando nas pontas com danos internodais da cana-de-açúcar.

4. FACTORES QUE AFECTAM O AGENTE PATOGÉNICO

Factores ambientais que afectam os agentes patogénicos

A doença da podridão vermelha é condicionada por uma série de factores como a temperatura, a humidade, a temperatura do solo e a gestão das culturas.

A temperatura e a humidade do solo têm uma influência significativa na incidência da podridão vermelha. Comparativamente, as condições climáticas quentes e secas favorecem a germinação precoce e levam à fuga do apodrecimento do caule por *C. falcatum*. Tais condições prevalecem na Índia subtropical, onde a podridão vermelha é principalmente uma doença da cana em pé. Na Índia subtropical, a doença agrava-se durante a estação das chuvas (de junho último a meados de setembro). Torna-se mais destrutiva em linhas baixas e campos mal drenados (Chona e Padwick, 1942). Beniwal e Satyavir (1991) observaram que a podridão vermelha da cana de açúcar diminuiu na temperatura média de 31 para 21,1°C em clones resistentes, mas o desenvolvimento da podridão vermelha em clones susceptíveis foi ótimo entre 29°C e 31°C.

Comportamento do agente patogénico no estado do solo

A epidemiologia do patógeno da podridão vermelha indica que o patógeno sobrevive no solo (Butler, 1906; Butler e Khan, 1913; Dustur, 1946; 1952; Sharma *et al.*, 1957, Singh e Kumar, 1986). Existem diferentes pontos de vista sobre a sobrevivência do agente patogénico no solo. Butler (1906) observou que conídios de diferentes culturas, enterrados no solo a uma profundidade de 3 polegadas, foram encontrados mortos. Segundo Chona e Narain (1952), o agente patogénico é capaz de crescer no solo e produz acérvulos abundantes. Verificaram que sobrevive até 3 a 4 meses em solo natural e com estrume. Singh *et al.*, (1977) estudaram a sobrevivência utilizando pedaços de 1 cm de comprimento de caules afectados da costela média. Estes pedaços foram enterrados a diferentes profundidades no solo e a sobrevivência do agente patogénico foi estudada em duas estações: inverno e outono. Os autores relataram que o agente patogénico pode sobreviver durante 63 dias no inverno e 34 dias no outono. A sobrevivência mais longa do agente patogénico durante o inverno deveu-se à atividade lenta dos micróbios em decomposição, em comparação com a do outono. Waraitch (1983) relatou que o agente patogénico da podridão vermelha sobrevive no solo em 60 e 75 dias após a incorporação de detritos em condições não inundadas e inundadas, respetivamente. Dustur (1946) relatou a sobrevivência do agente patogénico até 6 meses em pousio. Khanna (1943) e Sharma *et al.* (1957) relataram a sobrevivência do agente patogénico no solo até um ano, utilizando detritos afectados. O inóculo do agente patogénico da podridão vermelha no solo consiste em micélio de paredes espessas, apressórios, setas, clamidósporos e conídios (Singh e Singh, 1981; 1982; Singh *et al.*, 1986). Singh *et al.*, (1977) referiram que, após dois meses de enterramento, 30 a 50% do tecido infetado apresentava a presença de todos os tipos de estrutura fúngica, nomeadamente conídios, hifas de paredes espessas, hifas hialinas, setas, clamidósporos e apressórios. Singh *et al.*, (1977) observaram que a infeção de podridão vermelha em um ambiente jovem ocorreu quando 50 propágulos de *C. falcatum* estavam presentes em um grama de solo. medida que o número de propágulos aumentava no solo, a incidência da podridão vermelha também aumentava. Os propágulos infectados estavam presentes num grama de solo. À medida que o número de propágulos aumentava no solo, a incidência da podridão vermelha também aumentava.

Comportamento do agente patogénico em diferentes condições de stress

O agente patogénico da podridão vermelha pode sobreviver na ausência do hospedeiro, mas diferentes condições ambientais podem afetar a capacidade saprofítica, bem como a formação de estruturas de repouso por *C. falcatum*. Sob condições de stress de humidade, formam-se diferentes tipos de estruturas patogénicas criadas após a germinação de conídios (Singh *et al.*, 1985). A observação microscópica composta resultou que, devido à queda súbita de humidade na câmara, *C. falcatum formou* diferentes estruturas patogénicas, incluindo micélio de paredes espessas com células mais pequenas, células hifais catenuladas de paredes espessas e clamidósporos. A germinação de apressórios também foi observada durante a investigação. O stress de nutrientes e o stress externo favorecem frequentemente a formação de apressórios. Vários trabalhadores observaram que as variedades de cana de açúcar sucumbiram facilmente ao agente patogénico da podridão vermelha em condições de alagamento e mesmo as variedades resistentes não conseguem resistir bem ao agente patogénico (Hughes, 1953; Butler, 1906; Thaung, 1970). Foram avançadas várias hipóteses para explicar a degradação varietal em condições de alagamento. A predisposição do hospedeiro para a infeção em condições de alagamento é a principal razão (Butler, 1981; Chona e Padwick, 1942; Singh e Lal, 1996). A viabilidade dos conídios de *C. falcatum* na água variou de 30 a 60 dias (Singh e Lal, 1996). Quando pedaços de talo infectados com podridão vermelha foram usados como fonte de inóculo em vez de conídios, foram obtidos resultados quase semelhantes. A viabilidade máxima do inóculo foi observada quando os pedaços de talo infectados foram colocados na superfície húmida do solo. Devido a isto, o patogéneo tem uma grande oportunidade de produzir estruturas de repouso como apressórios, micélio de paredes espessas, clamidósporos, etc. Possivelmente conídios, acérvulos ou outras estruturas fúngicas de *C. falcatum flutuam* na água e entram em contacto com a estrutura nodal. Esta situação é altamente favorável para iniciar a germinação dos conídios de *C. falcatum* e causar infeção.

Foi demonstrado o comportamento de *C. falcatum* em condições de alagamento, colocando pedaços de caules esporulados infectados em frascos/petriplacas contendo água e vasos (70 cm) meio cheios com terra e água (Duttamajumdar *et al.*, 1990). Na superfície da manutenção da água estagnada no vaso, alguns micélios flutuantes agregaram-se e começaram a produzir conídios em acérvulos. Os conídios nos acérvulos começaram a germinar e a fundir-se uns com os outros, formando assim um agregado de conídios fundidos. Alguns dos conídios hialinos tornam-se de paredes espessas e desenvolvem uma cor castanha escura. Em muitos casos, após a fusão dos conídios, alguns dos conídios fundidos germinaram para produzir diretamente sobre eles. A fusão de um grande número de conídios ajuda a acumular a variabilidade existente num único conídio. Assim, mostra-se que a condição de encharcamento favorece a fusão de conídios em *C. falcatum* e isso pode ser um dos rápidos desenvolvimentos de virulência no patógeno e, como resultado, a alta suscetibilidade de variedades de cana-de-açúcar sob condições de encharcamento. Kalaimani *et al.* (1990) relataram que a propagação do patógeno da podridão vermelha foi reduzida quando a irrigação foi atrasada, causando estresse hídrico. A propagação foi muito rápida quando o campo foi fornecido com umidade adequada ou quando a cobertura de lixo foi feita.

Além disso, vários trabalhadores (Belt, 1928; Mungomery, 1947) relataram que o período seco ou de seca durante a estação de crescimento favorece o ataque severo de podridão vermelha. Esses estudos, aspeto do problema, criaram quatro tipos de pegadas de cana de açúcar em solo artificialmente infetado. A incidência máxima de podridão vermelha (70%) foi observada quando uma irrigação após dois meses de germinação foi evitada. É possível que o stress de humidade predisponha a planta a atacar o patogéneo e promova a formação de mais estruturas dormentes/repouso pelo fungo devido ao stress de humidade (Singh *et al.*, 1985). Em segundo lugar, a presença de mais células parenquimatosas   mortas parece
facilitam a propagação do agente patogénico nos tecidos do caule. Mas com a formação de mais células mortas devido ao stress hídrico, a resistência oferecida pelas células hospedeiras contra a propagação do patogéneo da podridão vermelha parece ser mínima, o que acelera a invasão do patogéneo (Pappelis e Katsanos, 1965).

5. RESISTÊNCIA DO AGENTE PATOGÉNICO E VARIABILIDADE

O desenvolvimento da doença numa área depende em grande parte da resistência oferecida pelo hospedeiro. Na cana-de-açúcar, foram identificados vários tipos de resistência à podridão vermelha.

Resistência fisiológica

No caso da podridão vermelha, este aspeto é muito importante, mas a sua natureza exacta não é muito conhecida. Nas variedades resistentes, forma-se uma substância gomosa castanha nas células e nos espaços intercelulares, em resposta à presença de hifas. Este processo ocorre antes da infeção e impede a propagação do agente patogénico nos tecidos adjacentes (Edgerton, 1955; Srinivasan e Bhat, 1961). A formação de goma também pode ocorrer em variedades susceptíveis, mas em menor grau e geralmente depois de o tecido ter sido infetado. Esta reação de defesa parece também restringir a atividade enzimática, havendo menos atividade de invertase e, por conseguinte, menos açúcar redutor nas variedades resistentes (Srinivasan e Bhat 1961). Singh e Lal (1996) relataram a incidência de podridão vermelha na variedade de cana de açúcar altamente suscetível CoLk 7701, quando ela foi cultivada com culturas companheiras. A incidência da doença de podridão vermelha também foi relatada quando a cana de açúcar foi cultivada com linhaça, mostarda ou cebola (2,2-6,0%). Uma incidência de doença de 23,8% foi registada na cultura pura de cana de açúcar. A incidência da podridão vermelha também foi reduzida quando a cana-de-açúcar foi cultivada após a colheita da cultura pura com uma baixa incidência da doença na cultura cultivada em parcelas previamente plantadas com alho, mostarda, coentro, cebola ou linhaça. A recuperação de *C. falcatum* foi maior na zona radicular das culturas puras de cana-de-açúcar em comparação com as culturas companheiras.

Resistência bioquímica

O patógeno da podridão vermelha da cana-de-açúcar secreta diferentes enzimas hidrolíticas, ou seja, pectolíticas e celulolíticas (Ramakrishan, 1941 e Srivasan, 1965) para resistir a diferentes condições. Nas variedades resistentes, forma-se uma substância gomosa castanha nas células e no espaço intercelular em resposta à presença de hifas. Este processo ocorre antes da infeção e impede a propagação do agente patogénico nos tecidos adjacentes (Edgerton, 1955; Srinivasan e Bhat, 1961). A formação de goma também pode ocorrer em variedades susceptíveis, mas em menor grau e geralmente após o tecido ter sido infetado. Esta reação de defesa também parece restringir a atividade enzimática. Nas variedades resistentes há menos atividade de invertase e, por conseguinte, menos açúcares redutores (Srinivasan e Bhat, 1961). Agnihotri *et al.,* (1989) relataram que em canas infectadas com podridão vermelha o total de hidratos de carbono foi reduzido em comparação com canas normais. Singh (1964) e Agnihotri (1990) observaram que *C. falcatum* produz invertase ácida que decompõe os hidratos de carbono armazenados em glucose e frutose, que são utilizados pelo patogénio para o crescimento e produção de corpos sexuais. Vários investigadores referiram que, aquando da inoculação com *C. falcatum,* a variedade suscetível apresentou uma atividade elevada de invertase após a infeção, enquanto a variedade moderadamente suscetível apresentou apenas um aumento moderado e a variedade resistente não apresentou qualquer aumento. Esta enzima estava envolvida na hidrólise da sacarose no parênquima do caule.

A ideia de que os compostos fenólicos desempenham um papel importante na resistência às doenças foi levantada pela primeira vez por Abbott (1938). Rao *et al.* (1968) consideraram que um nível mais elevado de compostos fenólicos estava envolvido na resistência, mas Singh *et al.* (1976) mostraram que os fenólicos totais não estavam relacionados com a resistência. Evans (1941) sugeriu que a resistência se devia a um aminofenol, enquanto Verma *et al.* (1971) referiram que a quantidade de ácido clorogénico e de flavonas glicosídicas era maior nas variedades resistentes. A atividade da peroxidase tem sido correlacionada com o grau de resistência a doenças em muitas plantas cultivadas (Fehrmann e Diamond, 1967; Wang e Pinckard, 1973; Rudolph e Stahman, 1964). Singh e Lal (1996) registaram um aumento da atividade da peroxidase nos tecidos afectados pela podridão vermelha, em comparação com os tecidos sãos. Madan *et al.* (1991) referiram que a atividade da peroxidase em mutantes resistentes ao míldio vermelho era bastante elevada. Srinivasan (1969) referiu o papel da polifenoloxidase associado à resistência ao míldio vermelho. Singh e Lal (1996) também fizeram uma observação semelhante.

Além disso, Madan *et al.* (1991) referiram que a resistência à podridão vermelha na cana-de-açúcar se devia a uma elevada atividade específica da PAL e da TAL, utilizando genótipos susceptíveis e resistentes de cana-de-açúcar contra *C. falcatum*, a elevada atividade da PAL e da TAL estava invariavelmente associada a variedades resistentes à podridão vermelha. Singh *et al.,* (1993) referiram que a inoculação de culturas susceptíveis e moderadamente resistentes com *C. falcatum* resultou num aumento do conteúdo proteico e fenólico. O aumento dos fenólicos foi maior nas cultivares moderadamente resistentes do que nas susceptíveis. A atividade da polifenol oxidase aumentou na fase inicial após a inoculação do caule. A atividade da PAL foi mais elevada nas cultivares moderadamente resistentes do que nas susceptíveis, mesmo antes da inoculação, após o que se verificou um aumento gradual até aos 5 dias, seguido de uma diminuição, de modo que aos 20 dias não foi detectada qualquer atividade da PAL (Madan *et al.*, 1991). Singh e Waraitch (1977) observaram uma diminuição do teor de proteínas e de clorofila e da atividade da redutase do nitrato nos tecidos foliares de plantas afectadas pela podridão vermelha. Bhansali (1982) observou um aumento dos aminoácidos livres totais. Sinha *et al.* (1984) registaram um aumento pronunciado do teor de prolina livre nos gomos nodais, folhas e tecido inter-nodal de plantas infectadas com *C. falcatum*.

Quando a planta de cana de açúcar infetada com podridão vermelha, o sumo de cana mostrou um aumento significativo no sal solúvel total, acidez titulável, conteúdo de goma e açúcares redutores com diminuição no pH, sacarose e coeficiente de pureza (Singh e Waraitch, 1977). Alterações semelhantes na qualidade do sumo, particularmente na quantidade de sacarose e açúcares redutores em canas afectadas pela podridão vermelha, foram também observadas por Beniwal *et al.*, (1989). Agnihotri *et al.*, (1989) observaram que não houve nenhuma mudança apreciável no conteúdo de ADN de canas saudáveis e infectadas com podridão vermelha, no entanto, a quantidade de ARN aumentou apreciavelmente em canas doentes.

Variabilidade do agente patogénico

O agente patogénico da podridão vermelha desenvolve novas estirpes patogénicas de *C. falcatum, que têm sido* comunicadas de tempos a tempos. Devido a estes novos patótipos, as variedades comprovadamente resistentes colapsam em certas localidades. O mecanismo exato pelo qual surgem novas raças na natureza não é claramente compreendido. Estas podem aparecer devido a mutação, heterocariose ou adaptação.

Foi observado que *C. falcatum* é altamente mutável em meios de cultura artificiais (Abbas *et al.*, 2010, Chona e Hingorani,1950). A frequência e o espetro da mutação são acentuadamente aumentados pela irradiação e pelo tratamento com produtos químicos radiomiméticos como a mostarda azotada (Vasudeva *et al.,*1957; Bajaj e Chatrath,1960; Bajaj e Dhanraj,1960). Os mutantes apresentam alterações morfológicas pronunciadas na forma e no tamanho dos esporos, na cor da colónia e nos pigmentos dos esporos (Vasudeva *et al.,*1958; Bajaj e Chatrath,1960). Bajaj *et al.,* (1959) obtiveram um mutante estável de *C. falcatum* após irradiação durante duas horas com neutrões rápidos. O mutante formou massas de esporos de cor creme em vez das características cor-de-rosa, presentes na cultura parental. O mutante produziu sintomas característicos de podridão vermelha na cultivar Co 647. Também pôde ser reisolado na sua forma típica a partir das canas inoculadas. Bajaj e Dhanraj, 1960, produziram mutantes de *C. falcatum* usando gás mostarda (metil-bis-beta-cloroetil amina = MBA). Os mutantes apresentavam um crescimento lento em comparação com a planta-mãe. Bajaj e Chatrath (1960) utilizaram o método de crescimento para a seleção de mutantes em C. falctum. Referiram que os mutantes morfológicos ou os chamados "visíveis" eram fáceis de detetar, ao passo que os mutantes bioquímicos que implicam alterações fisiológicas no fenótipo exigem um procedimento de seleção especial. Os "visíveis" são identificados com base nos caracteres da colónia e dos conídios (forma, tamanho e anomalias nos esporos), enquanto o crescimento restrito e lento no meio mínimo foi considerado uma indicação de deficiência fisiológica. Utilizando estes parâmetros, Bajaj *et al.,* (1964) separaram os mutantes em morfológicos e biológicos induzidos pela utilização de diferentes tipos de radiações ionizantes, por exemplo: mutantes de partículas beta (32P), raios gama (60Co), raios X e neutrões rápidos. Os mutantes biológicos induzidos pela fase de crescimento da irradiação com 32P mostraram deficiência de ácido P-animobenzóico, biotina, tiamina, biotina+cloro, tiamina+cloro e mistura de vitaminas (Bajaj *et al.,* 1965). Os mutantes bioquímicos induzidos mostram variações na virulência, que vão de medianamente patogénica a patogénica (Mumtaj *et al.*, 2011, Nithya *et al.*, 2012, Bajaj *et al.,* 1965). O trabalho destes investigadores mostra claramente que a mutação é responsável pela produção de novas raças de *C. falcatum*, mas a sua frequência na natureza não é conhecida.

Se o agente patogénico desenvolver a capacidade de realizar um processo bioquímico que não podia realizar originalmente, diz-se que o fungo se "adaptou" e este fenómeno é designado por adaptação. Através deste processo, o agente patogénico pode metabolizar o protoplasma de hospedeiros até então desfavoráveis, mas o mecanismo de adaptação não é totalmente compreendido (Jayashree *et al.,* 2010, Madan *et al.*, 2000)

Na cultura da cana-de-açúcar, a razão para a deterioração das variedades tolerantes à podridão vermelha foi investigada por vários trabalhadores (Chona e Padwick,1942; Rafay,1950; Edgerton,1959; Kirtikar,1961; Kritikal *et al.,*1964,1965). Consideraram que o aparecimento de novas estirpes virulentas era responsável pela deterioração das variedades de cana. Para além destes três métodos bem conhecidos, as possibilidades de novas raças fisiológicas serem produzidas por hibridação não podem ser descartadas. O facto de os ascósporos serem homotálicos não exclui a sua heterozigocidade.

Testes de resistência de variedades a agentes patogénicos

A quebra recorrente de variedades comerciais aprovadas de cana-de-açúcar, devido ao aparecimento de patótipos altamente virulentos de *C. falcatum,* exigiu a necessidade de testar variedades. Foram desenvolvidos vários métodos de inoculação para o rastreio de variedades de cana de açúcar contra o agente patogénico da podridão vermelha da cana de açúcar.

Pulverização de inóculo em mudas jovens de cana-de-açúcar

Este é um método muito antigo que foi desenvolvido por Srinivasan (1962) para eliminar as plântulas juvenis F1 susceptíveis à podridão vermelha. As plântulas com cerca de 6-8 semanas de idade são pulverizadas com suspensão conidial de *C. falcatum*. Esta avaliação da resistência baseia-se na extensão do desenvolvimento dos sintomas da doença na folhagem ou na mortalidade das plântulas. O método elimina mais de 80% das plântulas numa fase inicial de crescimento da planta. Este método foi modificado por Singh *et al.*, (1978) que utilizaram plântulas de 5-6 semanas de idade para a inoculação e cerca de 98,5% de plântulas susceptíveis de cana de açúcar foram removidas.

Inoculação em entrenós de cana-de-açúcar

Quando os colmos de cana-de-açúcar de 6-8 meses de idade são perfurados e a suspensão de esporos é introduzida no tecido com a ajuda de uma agulha hipodérmica (Chona, 1954; Kiryu, 1940 e Romalollo e Ploper, 1976). Chona (1952) melhorou esta técnica, que é conhecida como método do tampão. Mais tarde, Menon e Singh (1960) conceberam um inoculador que facilitou a casca. Após a inoculação, a parte lesionada é selada com um material inerte, como plasticina ou fita adesiva. Virk e Satyavir (1989) concluíram que o método do tampão era o melhor porque o ambiente tem um pequeno impacto na infeção, utilizando esta técnica para a avaliação do rastreio de *C. falcatum*.

Inoculação no nó da cana-de-açúcar

Na planta de cana-de-açúcar, este método estimula o modo natural de infeção e não envolve qualquer lesão para o hospedeiro. Chona (1950) utilizou pela primeira vez este método para verter uma suspensão de esporos de *C. falcatum* na cavidade entre a bainha da folha e o caule durante a monção, quando prevalece uma humidade atmosférica elevada. Este método tem as suas limitações, uma vez que, em algumas variedades, as bainhas das folhas estão firmemente unidas à casca, o que não facilita o acesso do inóculo à região nodal. Uma melhoria deste método foi proposta por Singh e Budhraja (1977). Três nós sucessivos de um talo com 6-7 meses de idade, 10-20 cm acima do nível do solo, são destacados e um pequeno cotonete embebido em suspensão de conídios é colocado em cada um dos três nós expostos. A parte inoculada do caule é coberta com polietileno para manter a humidade. Este método é muito eficaz para a avaliação e o rastreio de diferentes patótipos.

Origem do agente patogénico

No caso da podridão vermelha da cana-de-açúcar, existem várias fontes de inóculo patogénico. Estas fontes incluem lesões na nervura central, caules doentes, pegamentos infectados, resíduos de culturas, solo infetado, possivelmente plantas hospedeiras alternativas e condições ambientais favoráveis.

As lesões na nervura central são comuns em quase todas as variedades e ocorrem em menor grau na bainha da folha. Durante as chuvas, os conídios são arrastados e instalam-se entre a bainha da folha e o caule, perto da região nodal. Os conídios virulentos germinam e estabelecem-se na região nodal. A lesão alonga-se rapidamente em ambas as direcções a partir do ponto de infeção e desenvolvem-se acérvulos abundantes nestas lesões, particularmente durante a estação das chuvas (Sreeramulu e Vittal, 1970). Saharan e Kumar (1994) referiram que o isolado da nervura central de *C. falcatum* numa variedade suscetível, a propagação linear foi muito baixa em comparação com a dos isolados da podridão do caule. Estes isolados da nervura central não representam qualquer ameaça para a cultura da cana-de-açúcar.

Os caules doentes contêm numerosos corpos de frutificação que se desenvolvem na cana infetada. Os primórdios de raiz na região nodal são virtualmente convertidos em acérvulos que brotam profusamente (Singh & Singh, 1961). Este fenómeno ocorre muito antes da secagem das folhas superiores. Mais tarde, vários acérvulos são produzidos na casca.

Os pegamentos de cana-de-açúcar infectados usados no momento do plantio estão infectados internamente ou têm micélio dormente em escamas de gemas, cicatrizes de folhas, tecidos nodais e entrenós (Butler, 1906; Butler e Khan, 1913; Raciborski, 1897; Mehta e Sinha, 1957).

Os detritos da cultura da cana-de-açúcar e o solo infetado com o agente patogénico da podridão vermelha que contém, por exemplo, conídios, setas, apressórios, clamidósporos, hifas de paredes espessas, ascos e ascósporos são a principal fonte. O gomo em germinação pode ser infetado pelo inóculo do solo. Waraitch (1983) verificou que *C. falcatum* sobrevive no solo durante 60 e 70 dias após a incorporação de detritos em condições inundadas e alagadas, respetivamente.

Uma das principais fontes de inóculo para a recorrência anual da doença são os materiais de plantação infectados. Os resíduos de culturas, constituídos por pedaços de caules ou restolho doentes deixados após a colheita, podem fornecer uma grande quantidade de inóculo para infetar novas culturas, especialmente em condições de humidade. Os esporos arrastados para o solo também podem produzir infeção nas plantas, mas o fungo não é um verdadeiro organismo nascido no solo e não pode persistir por mais de 5-6 meses no solo.

6. CICLO DE DOENÇA DO AGENTE PATOGÉNICO

A manifestação do agente patogénico da podridão vermelha varia consoante a natureza da infeção, a estação do ano e o ambiente prevalecente no local. Se houver inóculo suficiente no solo na forma ativa e se houver humidade adequada, provoca a mortalidade pré-emergente e pós-emergente dos rebentos na região subtropical. Com o advento da estação das chuvas, os sintomas da doença começam a aparecer. As plantas infectadas tornam-se amarelas e, por fim, morrem.

O patógeno da podridão vermelha infecta principalmente o talo através dos nós - cicatriz da folha, anel de crescimento, primórdio da raiz e botões são todos pontos de entrada para o patógeno (Steib e Chilton, 1951 Singh *et al.,* 1977) Fig. 5. A entrada nos nós também pode ser obtida pela primeira infeção na epiderme interna da parte inferior da bainha da folha. Em condições desfavoráveis, o fungo produz apressórios na casca e nas folhas e, no final da estação, a infeção recomeça com a colocação de sementes saudáveis. As baixas temperaturas e a humidade estão associadas a esta infeção dominante (Singh *et al.,* 1983).

A disseminação dos esporos é efectuada pelo vento, chuva, orvalho intenso e irrigação com água (Chona 1950, Abbott e Huges 1961). O método mais importante é a chuva ou o orvalho intenso que lava os esporos das lesões a meio da nervura para se alojarem à volta do nó, atrás da bainha da folha. A dispersão pelo vento parece mais diferente devido à natureza mucilaginosa dos esporos.

O agente patogénico é capaz de crescer no solo e produz acérvulos abundantes (Chona e Narain 1952). O agente patogénico no solo é constituído por micélio de paredes espessas, apressórios, setas, clamidósporos e conídios (Fig. 5).

A podridão vermelha não é facilmente identificada pelo aspeto exterior da cana, a menos que tenha causado danos irreversíveis ao enraizar os tecidos internos. Nestes casos, a casca perde a sua cor natural brilhante, torna-se violeta ou apresenta uma coloração avermelhada escura, e torna-se completamente baça na aparência. As plantas afectadas parecem doentes; o amarelecimento habitual da folha 3 e 4, sendo estas as vidas proeminentes da coroa, chamam a atenção do observador à distância (o amarelecimento pode começar em qualquer folha da coroa - não há uma regra rígida e rápida). *O* amarelecimento da folha começa na ponta e prossegue para baixo ao longo das margens da folha. *O C. falcatum* prolifera alegremente no caule da cana e, normalmente, sai através dos primórdios da raiz para uma propagação secundária quando já se registou um apodrecimento suficiente dos tecidos internos. O fungo transforma totalmente os primórdios radiculares em acérvulos negros com conídios abundantes (a cor negra deve-se às cerdas escuras). Nesta fase, se a lata for dividida longitudinalmente, podem ser observados os sintomas típicos da podridão vermelha, nomeadamente a vermelhidão dos tecidos internos com manchas vermelhas e brancas interrompidas (esporos brancos) nos entrenós afectados, nós podres ou danificados, e a presença de um cheiro típico a álcool azedo (Butler,1906; Abbott,1938; Edgerton,1959; Singh e Singh,1983, Agnihotri,1990) Fig. 3. Na fase final da doença, o interior do caldo escurece e os tecidos que podem ser preenchidos vivem uma cavidade que pode ser preenchida com o micélio, conídios, setas, apressórios, etc. Gradualmente, a cana afetada perde humidade e seca.

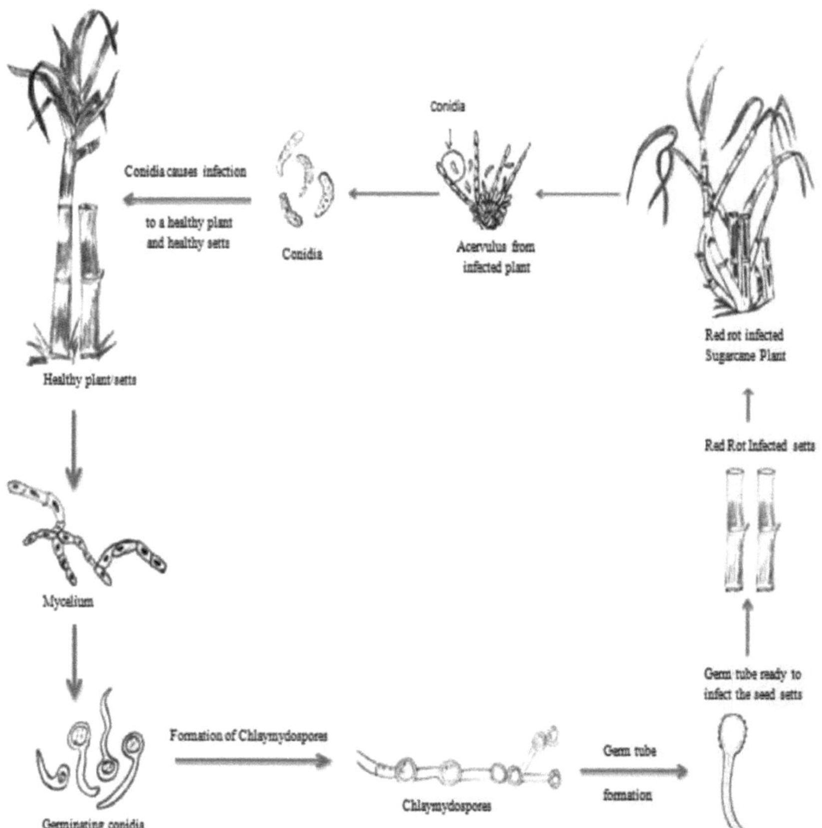

Fig. 5. Ciclo de vida da podridão vermelha: O cancro da cana de açúcar

7. GESTÃO DE DOENÇAS

O controlo da doença da podridão vermelha não é possível através de um único método. Foram estudadas várias formas e meios para minimizar a doença e reduzir as perdas causadas por esta doença. O método mais eficaz e económico é a plantação de variedades resistentes (Hernandez, 1980; Gupta, 1980; Jhamaria, 1983; Jhamaria *et al.*, 1985; Virk *et al.*, 1985).

Vários cruzamentos interespecíficos de *Saccharum officinarum* e *S. spontaneum* e cruzamentos inter-híbridos produziram variedades resistentes ou moderadamente resistentes à podridão vermelha, nomeadamente Co 449, Co 527, Co 658, Co 1148, Co 1158, Co 1216, Co 1336, Co 62101, Co 62399, CoL 9 e CoC 671. O efeito dos genes resistentes denotados por *S. spontaneum* é frequentemente mascarado por um gene inibidor dominante de *S. officinarum* (Azab e Chilton, 1952). Por esta razão, nem uma única descendência destes dois progenitores se revela aproximadamente imune. Um mutante resistente à podridão vermelha do Co 997 foi desenvolvido por Nair (1973). A existência de variedades resistentes à podridão vermelha é grandemente influenciada por alterações espontâneas na flora de *C. falcatum*. Nos últimos anos, um certo número de variedades agronomicamente superiores foram eliminadas do cultivo devido ao desenvolvimento de raças virulentas do agente patogénico. Parece que a criação de variedades resistentes de cana de açúcar contra a podridão vermelha é uma tarefa sem fim.

O tratamento químico do material de sementeira ou da cultura em pé não tem revelado resultados encorajadores. O acesso do produto químico ao corte da cana é difícil devido à casca formidável e cerosa e aos nós fibrosos. Para além disso, o fungo da podridão vermelha está profundamente enraizado e normalmente penetra para além do alcance do tóxico de fungos aplicado externamente. É por esta razão que vários fungicidas que são eficazes contra *C. falcatum* in vitro não conseguem controlar as condições. Na literatura, existem relatórios divergentes sobre o controlo da podridão vermelha. Foi obtido um melhor estande da cultura tratando as sementes com fungicida antes da plantação, provavelmente devido a uma melhor germinação (Babu *et al.*, 2009, Evans e Wiehe, 1947; Lewin *et al.*, 1976). Anzalone (1970) obteve controlo da podridão vermelha quando as sementes foram tratadas com benomil (100 ou 200 ppm) sob pressão de ar positiva. Um organomercurial como o agallol (0,05%) foi relatado como eficaz como tratamento de imersão de pegamentos (Lewin *et al.*, 1976).

Kar e Verma (1962) registaram uma redução da lesão no meio das costelas com blitox e dithane Z-73. A propagação secundária da podridão vermelha foi considerada eficaz pelo perenox. A pulverização de blitox-50 (0,3%) ou carbendazim (0,1%) na cultura em pé revelou-se eficaz no controlo da propagação secundária (Sinha *et al.*, 1984).

Kirtikar e Verma (1963) registaram um aumento da resistência das plantas à podridão vermelha após a aplicação de enxofre. Kumar (1995) relatou que o efeito de vários agroquímicos e fungicidas como agromin, quelamina, ácido bórico, sulfato de cobre, sulfato de zinco, sulfato ferroso, sulfato de magnésio, molibdato de amónio, nenhum deles dá controlo completo da podridão vermelha, mas reduziu o crescimento da podridão vermelha e melhorou a qualidade do sumo de cana. Padmanabhan *et al.*, (1990) e Bharadwaj e Sahu (2014) observaram que nenhum produto químico, como o carbendazimor e o oxicloreto de cobre com várias concentrações, foi eficaz no controlo da podridão vermelha no campo. Chand *et al.*, (1974) referiram que o tratamento prévio de uma hora dos pegamentos com benomil (0,05%) e vitavax (0,05%) aumentou a germinação em relação ao controlo e reduziu a incidência de podridão vermelha na cultura cultivada. Rao e Satyanarayana (1992) experimentaram vários fungicidas, como benlate, bavistin, bayleton, vitavax, methylthiophanate, etc., e relataram que nenhum dos fungicidas oferecia um controlo completo da doença. Saharan e Satyavir (1994) observaram que o papel da bavistina (carbendazim) através do tratamento de pegamentos durante 1 e 2 horas ou com pulverização foliar resultou numa diminuição do agente patogénico da podridão vermelha.

Rao e Satyanarayana (1995) relataram que vários fungicidas sistémicos como benomyl, carbendazim, triforine, chlobenthiozone, triadimefon, carboxin, thiophanate methyl, nenhum dos fungicidas ofereceu um controlo completo da podridão vermelha, mas foi observada uma redução da doença com carbendazim e triadimefon quando os conjuntos de gemas individuais foram embebidos durante 24 horas. O tratamento com água quente, sozinho ou em combinação com carbendazim (0,1%), eliminou completamente a infeção da podridão vermelha em gemas individuais. A terapia com calor também é praticada para eliminar o inóculo presente no material da semente Foram apresentadas opiniões divergentes sobre o sucesso desta terapia. Edgerton *et al.* (1942) não conseguiram erradicar a infeção de podridão vermelha em pedaços de sementes com terapia de calor. Joshi (1954) afirmou que houve um bom controlo da podridão vermelha, quando os pegamentos foram tratados com água quente a 52°C durante 18 horas. Srinivasan (1971), no entanto, descobriu que a água quente é ineficaz para eliminar a infeção dormente da podridão vermelha. A água quente

O tratamento com ar quente húmido de canas a 54°C durante 8 horas foi relatado como sendo eficaz no controlo da podridão vermelha (Malathi *et al.*, 2013, Singh *et al.* 2013, Ahmed, 1973). O vapor aerado (Alexander *et al.*, 1979) e o ar quente húmido são eficazes na erradicação do inóculo da podridão vermelha do material da semente.

Através de vapor arejado, as canas são tratadas a 52°C durante 4-5 horas e através de ar quente húmido a 54°C durante 2 horas.

Referências

Abbas H., Anwar S.A., Javed N., Iqbal M.A., Abid N., 2010. Variabilidade morfológica entre isolados de *Colletotrichum falcatum* que infectam quatro cultivares de cana-de-açúcar. *Jornal de Fitopatologia do Paquistão*, **22**:101-104

Abbott, E.V., 1935. Physiologic specialization in *Colletorichum falcatum Proc. Intern.Soc.Sugar Cane Technol., 5 Congress. pp.*730-736

Abbott, E.V., 1938. Podridão vermelha da cana-de-açúcar. *Tech. Bull. USDA*, 642, pp. 96

Abbott, E.V. e Hughes, C.G., 1961. Podridão vermelha In: J.P. Martin, E.V. Abbott e C.G. Hughes (Editores), *Sugarcane Disease of the World*, Vol.1.Elsevier,Amesterdão.pp.262-278

Agnihotri, V.P., Madan, V.K. e Lal, R., 1989. Alterações nos hidratos de carbono e ácidos nucleicos em genótipos de cana-de-açúcar afectados por *Colletorichum falcatum Int, Sugar.J.,***4:**7-8

Agnihotri, V.P., 1990. *Disease of Sugarcane and Sugarbeet (Doenças da cana-de-açúcar e da beterraba sacarina)*. Oxford e IBH Publishing Co. (Pvt.) Ltd. Nova Deli

Ahmed, H.U., 1973. Utilização do azoto por isolados altamente e fracamente virulentos de *Colletotrichum falcatum* Went. *Mycopathal.Mycol.Appl.*, **50**: 323-327

Ahmed, H.U. e Divinagracia, G.G., 1974. Crescimento e esporulação de *Colletotrichum falcatum* em diferentes condições de temperatura, pH e luz. *Philipp Agric.*, **57**:379-38

Alexander, K.C. Rao, M.M. 1976. Identificação de estoques genéticos que possuem resistência à podridão vermelha e à doença do carvão. *Sugarcane Breed. Newsl.*, **37**:10-11

Alexander, K.C., Kandasami, P.A., Ramanarao, T.C., Mahanraj, D e Rao MM., 1979. A new approach to genetic defence against red rot disease of sugarcane. *Indian Sugarcane*, **28**: 685-696

Alexander, K.C e Joshi, R., 1995. Situação atual da flora de raças de *Colletotrichum falcatum* Went. *Proc do Seminário Nacional sobre Produção de Cana-de-Açúcar, Restrições e Estratégias para Pesquisa e Gestão da Podridão Vermelha IISR, Lucknow* pp. 273184 Expt. Sta. Queensland, pp.53

Alvi A.K., Iqbal J., Shah A.H., Pan Y.B., 2008. Variação genética baseada no ADN para resistência à podridão vermelha na cana-de-açúcar. *Jornal de Botânica do Paquistão.* **40**:1419-1425

Ansari M.I., Yadav A., Lal R.J., 2013. Uma visão geral sobre a invertase na cana-de-açúcar. *Bioinformação,* **9**:463-465

Astend, R.D., 1925. Relatório sobre o funcionamento do Desenvolvimento da Agricultura, Presidência de Madras para o ano oficial de 1923, **24:** 24-41

Atkinson,R.S. e Edgerton, C.W., 1937. Possivelmente migração de esporos da doença da podridão vermelha da cana-de-açúcar. *Phytopathology,* **42**:282

Atkinson,R.S. e Edgerton, C.W., 1937. Possível migração de esporos do fungo da podridão vermelha em caules de cana. *La. Agri. Expt. Bull,* **22:**8-10

Azab, Y.E. e Chilton, S.J.P., 1952. Estudos sobre a herança da resistência da doença da podridão vermelha da cana-de-açúcar. *Fitopatologia,* **42:**282

Babu C., Koodalingam K., Natarajan U.S., Shanthi R.M. e Govindaraj P., 2009. Melhoramento genético da cana-de-açúcar (híbridos de Saccharum Sp.) para resistência à doença da podridão vermelha e trilhos económicos. *Jornal de Ciências Agrícolas.* **4**:97-107

Bajaj, B.S., Ganju, P.L. e Chatrath, M.S., 1959. Mutação em *Colletotrichum falcatum* Went, o organismo casual da podridão vermelha da cana-de-açúcar 2. Indução de neutrões rápidos. *Indian Phytopathol,* **12**:53-58

Bajaj, M.S. e Dhanraj, K.S., 1960. Mutação em *Colletotrichum falcatum* Went, o organismo cascual da podridão vermelha da cana-de-açúcar 3. Alguns efeitos biológicos da metil-bis (beta-cloetil) amina. *Indian Phytopathol,* **13**:48-54

Bajaj, B.S e Charath, M.S. 1960. Método da fase de crescimento para o rastreio de mutantes em *Colletotrichum falcatum* Went. *Indian Phytopathol,* **13:**156-159

Bajaj, B.S., M.S. Chatrath e R.S. Vasudeva, 1964. Mutação em *Colletotrichum falcatum,* o organismo causal da podridão vermelha da cana-de-açúcar. Morfologia e

Mutações bioquímicas induzidas por radiação inoizante. *Indian Phytopathol.* **17**:296303.

Bajaj, B.S., M.S. Chatrath e R.S. Vasudeva, 1965. Mutação em *Colletotrichum falcatum,* o organismo causal da podridão vermelha da cana-de-açúcar. Patogenecidade de mutantes bioquímicos. *Indian Phytopathol.* **18**:134-138.

Bajaj, B.S., M.S. Chatrath e R.S. Vasudeva, 1965. Mutação em *Colletotrichum falcatum*, o organismo causal da podridão vermelha da cana-de-açúcar induzida Mutantes bioquímicos como organismo de teste para bioensaio de ácido p-aminobenzóico e biotina. . *Indian Phytopathol.* **18**:253-256.

Barber, C.A., 1901. Doença da cana-de-açúcar em Goldawari e Ganjam District *Madras Dept. Land Records and Agri. Bull,* **512**:812-194

Beniwal, M.S., Satyavir e Taneja, A.D., 1989. Deterioração da cana-de-açúcar variedades devido ao desenvolvimento de novas estirpes de *Colletotrichum falcatum* em Tamil Nadu. *Indian Sugar,* **39**:403-406

Beniwal, M.S. e Satyavir, 1991. Efeito da temperatura atmosférica no desenvolvimento da podridão vermelha da cana-de-açúcar. *Indian Phytopathol,* **44:222-248**

Belt, A.F., 1928. Relatório Anual do Bureu da Exposição de Açúcar de Sta. Queensland. Pp. 10-13.

Bharadwaj N., Sahu R.K., 2014. Avaliação de alguns fungicidas. Botânicos e óleos essenciais contra o fungo *Colletotichum falcatum* que causa a podridão vermelha da cana-de-açúcar. *O Bioscan,* **9**:175-178

Bhansali, R.R., 1982. Produção da enzima invertase em culturas de *Colletotrichum falcatum Went. Relatório anual do Instituto Indiano de Investigação da Cana-de-Açúcar,* p. 69.

Bhansali, R.R. Sinha, O.K. e Singh, K, 1983. Acumulação de prolina livre na cana-de-açúcar infetada com *Colletotrichum falcatum. Indian Phytopathol,* **36**:367-378

Bhansali, R.R. Singh, N. e Singh, K., 1985. Movimento do agente patogénico da podridão vermelha marcado com 32p nos caules da cana-de-açúcar. *Indian J. Plant Pathol,* **7:1513**

Butler, E.J. e Khan, K.H., 1913. Podridão vermelha da cana-de-açúcar. *Mem. Dept. Agri. Indian Bot. Ser.,* **6**:151-178

Butler, E.J., 1906. Doença fúngica da cana-de-açúcar em *Bengali Mem. Dept. Agri. Indian Bot. Ser.,* **6**:151-178

Butler, E.J.,1918. Fungi and disease in plant. Thacker Spink anCo. Culcutta, pp. 395-401.

Chand, J.N., Dang, J.K. e Kapoor, T.R., 1974. Químicos sistemáticos como protetores de colmos de cana-de-açúcar. *Ciência e Cultura,* **40**:69-70

Chona, B.L. e Padwick, G.W., 1942. Mais luz sobre a podridão vermelha epdémica. *Indian Fmg.,* **3**:70-73

Chona, B.L. e Narain, T.K.,   1952. Investigação sobre a sobrevivência de *Colletotrichum falcatum* no solo. Indian *Phytopathol,* **5**:152

Chona, B.L. e Hingorani, M.K., 1950. Mutação em *Colletotrichum falcatum* Went, o organismo cascual da podridão vermelha da cana-de-açúcar. *Phytopathology,* **40**:221-227

Chona, B.L., 1950. Estudos sobre a doença da cana-de-açúcar na Índia 3. Fontes e modo de infeção da podridão vermelha. *Indian J. Agric. Sci., 20:363-385*

Chona, B.L. e Hingorani, M.K., 1951. Estudos comparativos sobre certos isolados de *Colletotrichum falcatum* Went. *Indian Phytopathol,* **3**:196-202

Chona, B.L. e Narain, T.K., 1952. Investigação da sobrevivência de *Colletotrichum falcatum* no solo. *Indian Phytolpathol,* **5**:152-157

Chona, B.L. e Bajaj, B.S.,   1953 Ocorrência na natureza da Índia. Índia PhytopatholosporatucumanensisSpeg., o estágio perfeito do organismo da podridão vermelha da cana-de-açúcar na Índia. *Indian Phytopathol,* **6**:63-65

Chona, B.L. e Srivastava, D.N., 1953. A fase peritecial de *Colletotrichum falcatum* na Índia. *Indian J. Agric. Sci.,* **20**:363-385

Chona, B.L., e Srivastava, D.N., 1960. Variação em *Colletotrichum falcatum* Went. O organismo casual da podridão vermelha da cana-de-açúcar. *Indian Phytopathol,* **13**:58-65

Chona, B.L., Bajaj, B.S., Agarwal, H.O., Srinivasan, T.N., 1960. A note on the factors influencing perithecial production in *Glomerellatucumanesis (Speg.) Arx and Muller. Proc. All India Conf. Sugarcane Res. Dev. Trabalhadores, 4:1-3*

Chona, B.L.,1961. A podridão vermelha em relação à indústria do açúcar na Índia e o seu controlo. Proc. *Congresso Científico Indiano,* **2**:197-207

Chona, B.L., Bajaj, B.S. e Sharma, R., 1961. Uma nova estirpe formadora de estroma de *Colletotrichum falcatum* Went. *All India. Conf. Sugarcamne Res. And Dev. Workers, 4:620-621*

Chona, B.L., Bajaj, B.J., Bajaj, B.S. e Sharma, R., 1964. Perithecial production by different strains of *Glomerellatucumanesis* (Speg.) arx and Muller. *Indian Phytopathol,* **17**:241-144

Chona, B.L., 1980. Podridão vermelha da cana-de-açúcar e indústria açucareira - Uma revisão. *Indian Phytopathol,* **33**:191

Chottopadhyaya, S.B. e Sarkar, A., 1960. Estirpes de *Colletotrichum falcatum* em

Went. Em Bengala Ocidental. *Indian J. Mycol. Res.,* **3:**24-28

Dustur, J.F., 1946 Relatório do Micologista Imperial. Rep. Sci. Agri. Res. Ins. New Delhi, pp. 1944-1945

Duttamajumdar, S.K., Singh, N. e Agnihotri, V.P., 1990. Comportamento de *Colletotrichum* em condições de alagamento. *Indian Phytopathol,* **43:**227-229

Edgerton, C.W., 1911. Podridão vermelha da cana-de-açúcar. Um relatório de progresso, La. *Agri. Exp. Bull,* 133:22

Edgerton, C.W., e Moreland, C.C., 1920. Efeito dos fungos na germinação da cana-de-açúcar, La. *Agri., Exp., St., Bull.,* pp. 169

Edgerton, C.W., 1955. Sugarcane and its disease (Cana-de-açúcar e suas doenças). Louisiana State University Press, Baton Rouge, LA, pp. 290

Edgerton, C.W., 1958. Sugarcane and its disease (Cana-de-açúcar e suas doenças). Segundo, *La State University Press, Baton Rouge,* pp.69

Edgerton, C.W., 1959. Sugarcane and its disease (Cana-de-açúcar e suas doenças). Louisiana State University Press. La, U.S.A.

Edgerton, C.W., Forbes, I.L., Mills, P.J., Duffrenoy, J. e Luke, W.J., 1942. The hot water treatment of sugarcane- *A report of Progress. Bull. Louisiana Agri. Expt. Stat., No.336.*

Egan, B.T., 1969. Podridão vermelha no norte de Queensland. Proc. Queensl. Coc. *Sugarcane Technol.,* **36:**73-75

Evans, H., 1941 New light on red rot disease of sugarcane (Nova luz sobre a doença da podridão vermelha da cana-de-açúcar). *Rep. Mauritius Sugarcane Res. Stn.,* **12:**25-26

Evans, H., e Wiehe, O.P., 1947. Experiências de fixação da cana na plantação nas condições da Maurícia. Bull. *Mauritius Sugarcane Res. Sta.,* **12:**19-36

Fehrman, H e Diamond, G., 1967. Atividade da peroxidase e Phytopthora resistência em diferentes órgãos da planta da batata. *Fitopatologia, 57:69-72*

Gupta, S.C., 1980. Importância da seleção de variedades contra a podridão vermelha da cana-de-açúcar, *Indian Phytopathol,* **33:**388-390

Gupta, S.C., Singh, M.P. Upadhyay, U.C., 1980. Um novo biótipo de *Colletotrichum falcatum* Went. *Curr. Sci.,* **49:**600

Harnendez, R.G., 1980. Seleção de cana-de-açúcar resistente à podridão. Proc. *Int. Coc. Sugar Cane Technol,* **17**:1397

Hughes, C.G. 1953. Doença da podridão vermelha da cana-de-açúcar. *Proc. Int. Soc. Sugar Cane Technol.,* **8**:924-936

Imtiaj A., Alam S.M., Islam A., Alam S., Lee T.S., 2007. Estudos in vitro sobre *Colletotrichum falcatum.* O causador da doença da podridão vermelha da cana-de-açúcar. *American Eurasian Journal of Agricaultural and environmental sciences.* **2**:511-517

Jayashree J., Selvi A., Nair, N.V. 2010. Caracterização de polimorfismos de análogos de genes de resistência em cultivares de cana-de-açúcar com diferentes níveis de resistência à podridão vermelha. *Revista eletrónica de melhoramento de plantas,* **1(4)**:1191-1199

Jhamaria, S.L.,1983. Studies on red rot disease on sugarcane in Rajasthan, tese de doutoramento, Universidade de Rajasthan, Jaipur

Jhamaria, S.L., Ghemawat, M.S. e Kaur, A., 1985. Triagem de variedades de cana-de-açúcar para resistência à podridão vermelha. *Indian Sugar,* **34**:717-720

Judelson, H.S., e Messenger-Routh, B., 1996. Uuantitação de Phytopthora cinnamomi em raízes de abacate utilizando uma sonda de ADN específica da espécie. *Fotopatologia,* **86**:736-768

Kalaimani, T. e Muthusamy, M., 1989. Necessidades nutricionais de isolados de *C. falcatum. Indian Sugar,* **39**:283-288

Kalaimani, T., Natrajan, S., Padmanabhan, D e Rajasekaran, S., 1990. O papel da humidade na propagação da podridão vermelha da cana de açúcar em condições de campo. K *SISSTA Sugar J.,* **16**:24-25

Kar, K. e Verma H.S., 1962. A review on effect on sugarcane disease on yield and juice quality in U.P., *Indian Sugar,* **12:**103-108

Kar, K., Gupta, S.C. e Kuneel, D.C., 1974. Seleção de variedades para resistência à podridão vermelha. Proc. Int. Soc. Sugar Cane Technol., 15:189-Kar, K. e Verma, H.S., 1963. Role of chemicals in sugarcane *disease control Indian sugar,* **13**:139

Khirbat, S.K., Satyavir e Beniwal, M.S., 1980. Físico e payhological Variabilidade do agente patogénico da podridão vermelha da cana-de-açúcar, *C. falcatum,* em Haryana, *Indian Phytopathol,* **32**:296-299

Kiryu. T., 1940. Sobre um método de ensaio de resistência varietal do açúcar da cana-de-açúcar à podridão vermelha. *Ann. Phytopath.Soc.Japan,* **10:**156

Khanna, K.L., 1943. Relatório anual. Central Sugarcane Res. Sta. Pusa. Bihar, 1940:40-47

Kritikar, 1961. Variação da flora da podridão vermelha em Uttar Pradesh. Proc. Fourth Bien. Conf. Sug. Res. e Dev. Trabalhadores, 583-589

Kirtikar, Rana, O.S. e Gupta, S.C., 1965. Um isolado virulento de tipo intermédio de *Colletotrichum falcatum* foi encontrado na zona oriental de Uttaar Pradesh. *Indian sugar,* **15:**161-163

Kritikar e Verma H.S., 1963. Papel dos produtos químicos no controlo das doenças da cana-de-açúcar. *Indian sugar,* **13:**139-141

Kritikar, Rana, O.S. e Gupta S.C., 1964. Uma nova virulência de Glomerella tucumanensis arx e Muller. *Açúcar Indiano,* **9:**27-31

Kurkarni, G.S., 1911 Estudo preliminar da podridão vermelha da cana-de-açúcar em Bombaim
Presidência. Dep. Agri. Bombay Bull, **44:**1-8

Kumar, S, 1995. Gestão da doença da podridão vermelha da cana-de-açúcar com agroquímicos. *Proc. Seminário Nacional de Produção de Cana-de-Açúcar, Restrições e Estratégias de Gestão da Podridão Vermelha, IISR, Lucknow, pp.* 331-338.

Lewin, H.D. Natrajan S. e Rajan, S.D., 1976. Controlo da podridão vermelha da cana de açúcar (Physalospora tucumanesis Speg.) por quimioterapia. *Sugarcane Pathol. Newsl.* **17:**17

Lewin, H.D. Muthusamy, S. e Sanjeevi, P.S. 1978. Papel dos isolados da lesão da nervura central de Glomerella tucumanesis em causar podridão vermelha na cana-de-açúcar. *Sugarcane pathol. Newsl.,* **20:**13-16

Lewin, S.B. Milgroom, M.G. e Taylor, J.W., 1988. Um método rápido e de alto rendimento de minipreparação para o isolamento de DNA genómico total de fungos. *Fungal Genet. Newsl.,* **35:**23-24

Madan, V.K., Agnihotri, V.P, Singh, K, Pande, H.P. e Saxena, Y.R., 1991. Biochemical studieson sugarcane disease. *Sugar J.,* **44:**19-20

Madan, V.K., Soloman e Agnihotri V.P. 1992. Aspectos bioquímicos das doenças da cana-de-açúcar. *Tech. Bull., I.I.S.R.,* Lucknow, 90 pp.

Malathi P., Viswanathan R., Sundar A.R., Prakasam N., Padmanabhan P., *et al.*2010. Variabilidade entre os patótipos de *Colletotrichum falcatum* usados para triagem da resistência à podridão vermelha em cana-de-açúcar. *Sugarcane International,* **28**:47-52

Malathi P., Viswanathan R., 2013. Papel da quitinase microbiana no biocontrolo da podridão vermelha da cana-de-açúcar causada por *Colletotrichum falcatum. Jornal Europeu de Ciências Biológicas,* **6**:17-23

Mehta, P.P. e Singha, R.N., 1957. Fontes de infeção da podridão vermelha, algumas observações no norte de Bihar. *Indian Sugar,* **7**:337-341

Mumtaz A.S., Nayab D.E., Iqbal M.J., Shinwari Z.K., 2011. Sondagem da diversidade genética para caraterizar a resistência à podridão vermelha na cana-de-açúcar. *Jornal Paquistanês de Botânica,* **43**:2513-2517

Mundkur, B. B., 1946. Relatório dos micologistas imperiais, *Sci. Rept. Agri. Res. Inst.* New Delhi.

Mungomery, R.W., 1947. Relatório da divisão de Entomologia e Patologia, *Rep. Sug. Exp. Sta.,* **47**:35-45

Nair, M.K., 1973. Um mutante induzido resistente à podridão vermelha da variedade Co 997 de cana-de-açúcar. *Indian J. Agri. Sci.* **43**:323-324

Nicholson, R.L. e Moraes, W.B.C., 1980. Sobrevivência de *Colletotrichum falcatum* Importância da matriz de esporos. *Fitopatologia,* **70**:225-261

Nithya K., Bukhari Kaim, Valluvaparidasan V., Paranidharan V., Velazhahan R., 2012. Deteção molecular de *Colletotrichum falcatum* que causa a doença da podridão vermelha da cana-de-açúcar (*Saccharum officinarum*) utilizando um marcador de cicatriz. *Anais de Biologia Aplicada,* **160**:168-173

Padmanabhan, D, Kalaimani, Natrajan, S. 1990. Efeito da aplicação de produtos químicos e pulverização foliar no controlo da podridão vermelha da cana-de-açúcar. *SISSTA Sugar J.,* **16**:19-23

Padwick, G.W., 1940. A epidemia de podridão vermelha. *Indian Farming* **1**:263-266

Padwick, G.W.,1942. Relatório do micologista imperial. Rep. Sci. Agri. Ins. de Res. Nova Deli. 1940-41 pp

Pappelis, A.J. and Katasanos, R.S., 1965, an approach to study the physiology of senesceccde and parasitism in sugarcane. *Fitopatologia,* **55**:620-622

Prasadarao, K.K., Sharma, M.N., Satyanarayana, Y. e Achutaramarao, M., 1978. A função discriminante como um guia fiável para avaliar a reação varietal à podridão vermelha da cana-de-açúcar. *Proc. Int. Soc. Sugar Cane Technol,* **27**:250-255

Raciborski, P., 1897. de Bestrijding van het Root-Snot. *Arch. Java. Suikerindus,* **5**:11-33

Rafay, S.A. e Singh V.B., 1959. Infeção primária e secundária da podridão vermelha. Conf. da Índia. Sugarcane *Res.* and Dev. *Workers,* **3**:333-335

Rafay, S.A., 1953. Patogenicidade, propagação e revisão de *Physalospora tucumanesis. Proc. Indian Acad Sci.,* **3**:99-100

Rafay, S.A., 1950. Outra estirpe de *Physalospora tucumanensis.* *Curr. Sci.,* **19**:385-386

Rafay e Singh, V.B.,1957. Uma nova estirpe de *Glomerella tucumanensis. Curr. Sci.,* **26**:19-20

Rafay, S.A., e Padmananabhan, S.Y. 1941. Estirpe *Colletotrichum falcatum* Went. *Curr. Sci.* **10**:25-26

Ramakrishnan, T.S., 1941. Estudos sobre o género Colletotrichum 2. Estudos fisiológicos sobre *Colletotrichum falcatum* Went. *Indian Asad.* Sci. Proc. **14**:395-441

Rao, M.A. e Satyanarayana, Y., 1995. Controlo químico da infeção do agente patogénico da podridão vermelha, Proc. Seminário Nacional de Restrições à Produção de Cana-de-Açúcar, estratégias de pesquisa e gestão da podridão vermelha, IIST Lucknow pp, 323-330

Rao, K.C., Krishanamurthy, T.N., Lalitha, E. e Rajlakshmi, V.L., 1968. Fenóis em relação à resistência de variedades de cana-de-açúcar à doença da podridão vermelha. *Curr. Sci.,* **37**:532534

Rao, A.M. e Satyanarayan, Y., 1992. Controlo químico da infeção da podridão vermelha. *Indian Sugar,* **20**:112-113

Ramalallo, N.E.W. de e Ploper, L.D., 1976. Podridão vermelha das trilhas de resistência da cana-de-açúcar. Revista industrial Y. *Agricola de Tucaman,* **53**:15-18

Rudolph, K. e Stahman, M.A., 1964. Interação do peróxido e das catalases entre *Phaseolousvulgaris e Psedomonas phaseolicola (míldio do feijão). Nature,* **45**:474-475

Saharana, H.S. e Kumar, A., 1994. Eficácia do Bavistin na incidência da podridão vermelha da cana-de-açúcar causada por *Colletotrichum falcatum. Crop Res.,* **8**:415-417

Saksena P., Vishwakarma S.K., Tiwari A.K., Singh P., 2013.Pathological and molecular variation in *Colletotrichum falcatum* isolates causing Red Rot of Sugarcane in the Northwest zone of India. *Jornal de investigação sobre proteção das plantas*, **53**:37-41

Sandhu, S.S., Bhatti, D.S. e Rattan, B.K., 1969. Extensão das perdas na cana-de-açúcar causadas pela podridão vermelha (Physalospora tucumanensis Speg.) e pelo carvão (Ustilago scitaminea Syd.). J. Res. Ludhiana 6:341-344

Sanchez-Navarrette, f. e Forbes, I.L.,1965. O ciclo de doença do fungo da podridão vermelha, Physalospora tucumanensis Speg. Numa planta de cana-de-açúcar. *Proc. Int. Soc. Sugar Cane Technol.,* **12**:1118-1119

Saharan, H.S. e Satyavir, 1994. Eficácia da bavistina na incidência da podridão vermelha da cana-de-açúcar causada por *Colletotrichum falcatum. Crop Res.* **8**:415-417.

Sandhu, S.S., V.K. Mohan, e Kuldip Singh, 1974. Role of mid-rib lesions in the epidemiology of red rot caused by *Colletotrichum falcatum* Went in Punjab, *Indian Sugar*, **24:** 3391-395.

Sharma R., Tanta S., 2015. Uma revisão sobre a podridão vermelha. *Jornal de patologia vegetal e microbiologia.* DOI 10.4172/2157-7471.ST-003

Sharma, S.L., R.K. Singh e H.C. Jha, 1957. Possible role of fungicides in the control of red rot fungus (*Colletotrichum falcatum=Glomerella tucumanensis* Arx & Muller), *Indian Jour. Sugarcane Res. & Dev. 1,* pp. 174-175.

Singh, G.R., 1966. Infeção por podridão vermelha nas folhas de cana-de-açúcar em Louisiana, *Indian Sugar,* **15:** 735-737.

Singh, H.N., S.C. Gupta, S.B. Singh e M.P. Singh, 1978, Improvement of the technique for screening against red rot at the seedling stage, *Sugarcane Pathol. Newsl.* **21:** 29-31.

Singh, K. e T.R. Budharaja, 1964. Method of inoculating sugarcane for red rot, *Plant Dis. Rept.,* **48:** 991-993.

Singh, K., Bhansali, N. Singh, A.K. Ghosh e A.K. Srivastava 1983. Infection sites and movement of *Colletotrichum falcatum* in sugarcane setts and ssettlings, *Jour. Nuclear Agri & Biol.* **12:** 62-64.

Singh, K., T.R. Budharaja e V.P. Agnihotri, 1977, Survival of *Colletotrichum falcatum* in soil, its portals of entry and role of inoculum density in causing infection, *Intern. Sug. Jour.,* **79:** 43-44.

Singh, K., N. Singh e S. R. Misra, 1982. Microflora da rizosfera associada a plantas de cana-de-açúcar afectadas pela podridão vermelha, *Indian Phtopath,* **35:** 310-313.

Singh, N. e K. Singh, 1981. Formação de apressórios por *Colletotrichum falcatum* em gemas infectadas de cana-de-açúcar, *Indian Phytopath,* **34:** 534-535.

Singh, N. e K. Singh, 1983. Papel dos detritos naturalmente infectados no desenvolvimento da podridão vermelha na cana-de-açúcar. *Indian Sugar,* **32:** 923-926.

Singh, N., Sunita Lal e R.P. Singh, 1985, Behavior of *Colletotrichum falcatum* under stress condition, *Indian Phytopath,* **38:** 544-545.

Singh, O. e B. Kumar, 1986. Anormalidades fisiológicas no metabolismo da podridão vermelha da cana-de-açúcar infetada, *Indian Sugar,* **35:** 551-556.

Sinha, O.K., R.R. Bhansali e K. Singh, 1984. Free proline accumulation in response to *Colletotrichum falcatum* in sugarcane, *Curr. Sci.* **53:** 493-494.

Singh, O.N, e K.S. Waraitch, 1977. Alterações metabólicas induzidas por *Colletotrichum falcatum* Went, em cana-de-açúcar, *Sugarcane Pathol. Newsl.* **19:** 7-9.

Singh R.K., Banerjee N., Khan M.S., Yadav S., Kumar S., Dattamajumdar S.K., Lal R.J., Patel J.D., Guo H., Zang D., Patterson A.H., 2016. Identificação do gene candidato putativo para resistência à podridão vermelha em cana-de-açúcar (híbrido de S. species) usando mapeamento de associação baseado em LD. *Mol. Genetic Genomic.* 3:1363-1377

Singh, S., M.P. Singh e K.S. Srivastava, 1986. Rhizosphere mycofloraof red rot infected sugarcane varieties, *Indian Sugar,* **36:** 55-59.

Singh, K. e Singh. R.P. 1989, Red rot. Em Diseases of sugarcane- Major dieseases. C. Recaud, B.T. Egan, A. G. Gillaspire (Jr.) e C. G. Hughes (Eds.) Elsevier pp. 169-188.

Singh, K. Singh, R.P. e Agnihotri, V.P. 1976. Phenolics in relation to sugarcane resistance against red rot disease. *Sugarcane Pathol. Newsl.,* **15/16:** 37-41.

Singh, M.P., Upadhyay, U.C., Verma, K.P. e Singh, H.N. 1984. Pathogenic variability in red rot pathogen in U.P. *Indian Sugar,* **18**:537-540.

Singh, O. e Waraitch, K.S. 1981. Efeito do stress induzido pela murchidão e podridão vermelha na deterioração da qualidade da cana-de-açúcar. *Sugarcane Pathol. Newsl.,* **27**:25-30.

Singh, P. 1966. Estudos sobre o efeito do extrato de solo na germinação de conídios em *Colletotrichum falcatum. Mycopath et Mycol. Appl.* **28**:301-304.

Singh R.K., Kumar P., Tiwari N.N., Singh S.P., Tiwari A.K., 2013. Papel do gene endochytinase e eficácia de trichoderma contra *Colletotrichum falcatum* causando podridão vermelha da cana-de-açúcar. *Sugartech* **16**:*180-188*

Singh, R.P. e Lal, S. 1996. Propágulos transportados pelo ar de *Colletotrichum falcatum* e seu papel na epidermologia da podridão vermelha da cana-de-açúcar. *Indian Phytopathology*, **49(1)**:89- 91.

Srivasan, K.V. e Lakshmi, U.V.,   1961. Nota sobre uma associação sinérgica entre Glomerella Tucumanesis e uma estirpe de *Fusarium moniliforme. Conf. da Índia. Sugarcane Res. and Dev. Workers,* pp. 619-620

Srivasan, K.V., 1965. Importância da largura de Leison na avaliação da resistência das variedades de cana-de-açúcar à podridão vermelha (Glomerella tucamanesis Speg) Arx e Muller. *J. Indian. Bot. Soc.* **40**:641-644

Srivasan, K.V., 1965. Rumo ao ideal de fins e meios de resistência à podridão vermelha. *Proc. Int. Soc. Sugar Cane Technol,* **12**:1108-1117

Srivasan, K.V., e Alexander, K.C., 1971. Fontes de resistência à podridão vermelha e smut em espécies de Saccharum. *Sugarcane Pathol. Newsl.,* **6**:6-7

Srivasan, K.V., e Alexander, K.C., 1964. A study of mode of nodal infection and occurance of dormant infections of red rot, proc. *All India Conf. Sugarcane Res. Dev. Workerers,* **5**:676-684

Srivasan, K.V., e Bhatt, N.R., 1961. Red Rot of sugarcane-criteria for grading resistance *J. Indian Bot. Soc.* **40:** 566-577

Srivasan, K.V., 1969. Fisiologia da resistência a doenças na cana-de-açúcar, com especial referência à podridão vermelha. Proc. Indian Acd. Sc. Sect. B., 59:120-132

Srivasan, K.V., 1962. Uma técnica para a eliminação de cana-de-açúcar suscetível à podridão vermelha, mudas numa fase inicial. *Curr. Sci.,* **3**:112-113

Srivasan, K.V., 1971 Tratamento com água quente para controlo de doenças. Talos de cana-de-açúcar por Physalospora trcumanesis. *Fitopatologia* **39**:23-27

Steib, R.J., 1975. Efeito da temperatura de sub-congelação na sobrevivência do fungo da podridão vermelha (Glomerellabtucumanesis) *SPN* **13/14**:11-17

Steib, R.J.,1949. Estudos sobre a penetração e infeção de colmos de cana-de-açúcar por Physalospora tucumanesis. Fitopatologia, **54**:226-231

Sreeamulu. T. e Vital, B.P.R. 1970. Incidência e propagação de lesões de podridão vermelha na nervura média das folhas de cana-de-açúcar. *Plant Dis. Reptr.,* **54**:226-231

Steib. R.J. e Chilton S.J.P., 1951. Infeção de colmos de cana-de-açúcar pelo fungo da podridão vermelha. Physalospora tucumanesis Speg. *Fitopatologia,* **41**:522-526

Thaung, M.M., 1970. Epifitose da podridão vermelha da cana-de-açúcar na Birmânia. *Plant Dis. Rep.,* **53**:427-432

Vasudeva, R.S., B.S. Bajaj, M.R.S., Iyenger, M.S. Chatrath e P.L. Ganju, 1957. Mutagenic and stimulating effect of ionizing radiations on certain microorganisms, section II, *Fourth International Congress on crop protection,* Hamburg.

Vasudeva, R.S., Iyenger, M.R.S., Bajaj, B.S. e 1958. Mutação em *Colletotrichum falcatum* West, o organismo casual da podridão vermelha da cana-de-açúcar. 1. Induzida por Betaradiação. *Indian phytopathology,* **11**:91-95

Vasudeva, R.S., Iyenger, M.R.S., Bajaj, B.S. e Khosla, N.,   1961. Esporos germinação de *Colletotrichum falcatum* Went. *Fitopatologia Indiana,* **15**:190-201

Verma, A.K., Jaiswal, S.P., Bajaj, K.L. e Bhatia, I.S.1971. A study of polyphenols in relation to red rot disease present in the stem of sugarcane varities. *Sugar y Azucar,* **66**:11-13

Virk, K.S., Satyavir e Chaudhary, B.S., 1985. Uma fonte de resistência à podridão vermelha na cana-de-açúcar. *Indian phytopathology,* **39**:551-552

Virk, K.S., Satyavir, 1989. Avaliação do método de rastreio da resistência à podridão vermelha. *Indian sugar,* **39**:621-622

Wang, S.C., 1950. Estudos de Physalospora tucumanesis Speg. *Proc. Int. Soc. Sugarcane Technol.,* **7**:513-518

Wang, S.C. e Tasi, T.K., 1950. On podridão vermelha da cana de açúcar em Taiwan. Parte 1. Estrutura dos sintomas, fase ascígera e história de vida do agente patogénico. *Rep. Taiwan sugar Exp. Stn.,* **5**:99-103

Waraitch, K.S., 1983. Controlo da podridão vermelha do açúcar com fungicida sistémico. *Indian J. Mycol and P.I. Pathol,* **13**:343-353

Wang S.C. e pinckard, S.A., 1973. Atividade da peroxidase na bola de algodão em desenvolvimento e sua relação com a decomposição por Diplodia gossypina. *Phytopathologty,* **63**:109510994

Waraitch, K.S., 1983. Sobrevivência de *Colletotrichum falcatum* no solo e seu papel na iniciação da podridão vermelha da cana-de-açúcar. *Ann. Conv. STA* **47 Ag**:205-203

Entrou na F.A.F.C. em 1893. Het Rood Snot. *Arch. Java Suikerind,* **1**:265-285

Wiche, O.P., 1942. Divisão de fitopatologia. *Rep. Div. Agri. Maurities*, **19**:1119

Wiche, P.O., 1944. Podridão vermelha e M 134/32. *Rev. Agri. Maurice,* **13**:242-243

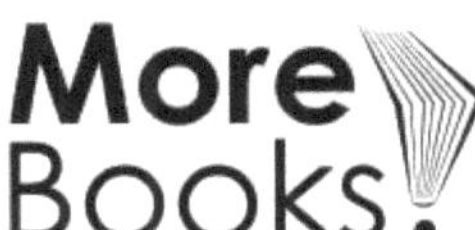

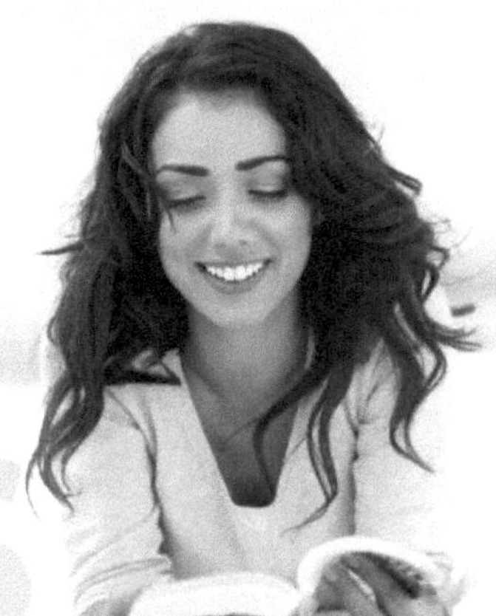

I want morebooks!

Buy your books fast and straightforward online - at one of world's fastest growing online book stores! Environmentally sound due to Print-on-Demand technologies.

Buy your books online at
www.morebooks.shop

Compre os seus livros mais rápido e diretamente na internet, em uma das livrarias on-line com o maior crescimento no mundo! Produção que protege o meio ambiente através das tecnologias de impressão sob demanda.

Compre os seus livros on-line em
www.morebooks.shop

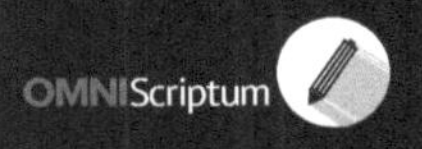

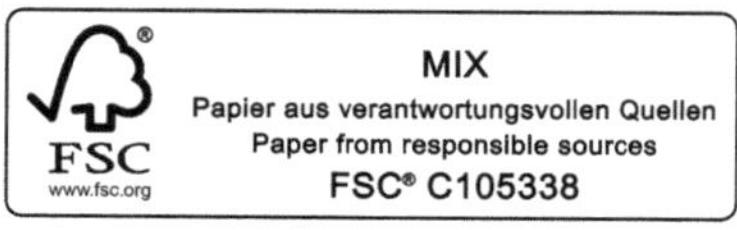

Printed by Books on Demand GmbH, Norderstedt / Germany